医師のための保険診療入門
2024

編集 社会保険診療研究会

じほう

本書を手に取られた皆さんへ

　令和6年度の診療報酬改定に合わせて，本書も23回目の改訂を行うこととなりました。過去の多くの執筆者の先生方に受け継がれてきた本書の改訂を，前回に引き続き担当させていただくこととなり大変光栄です。今回も，現時点で最も正しい説明と解釈をお伝えできる内容となっていますので，最後まで通読していただけると幸いです。

　本書はタイトル通り医師の先生方を対象読者にしていますが，医学生の皆さんの学部教育のテキストとしてもご活用いただけるよう，わかりやすい記載を心がけました。このような編集方針を取ったのは，医学部における卒業時の到達目標を示した「医学教育モデル・コア・カリキュラム」が令和4年度に改訂され，令和6年度から各大学において改訂後のモデル・コア・カリキュラムに基づく教育が開始されているからです。

　このモデル・コア・カリキュラムの中でも，引き続き医療保険について学ぶことになっています。「社会における医療の役割の理解」として，「医療は社会の一部であるという認識をもち，経済的な観点・地域性の視点・国際的な視野などももちながら，公正な医療を提供し，健康の代弁者として公衆衛生の向上に努める」とされています。また，「憲法で定められた『生存権』を守る社会保障制度，公衆衛生とは何か，地域保健，産業保健，健康危機管理を理解する。保健統計の意義や利用法を学ぶ」ために，「社会保険，公的扶助，社会福祉」の項目として「国民皆保険としての医療保険，介護保険，年金保険を含む社会保険の仕組みと問題点を理解し，改善策を議論できる」という内容が設定されています。

　初期臨床研修医も，保険診療上は指導医と変わらない1人の保険医です。4月に初めて医師として病棟に足を踏み入れた研修医であっても，保険診療を行ううえでは，その先生にとって初めての処置からすでに公法上の契約のもとで保険請求を行うことになります。モデル・コア・カリキュラムの改訂において診療報酬制度の理解を求めるようになったのは，研修医となったそのときから，適切な保険診療を行うことができる最低限の知識を医学部卒業までに身につけておくことが必要であると，文部科学省も厚生労働省も考え

ているためです。

　医学生の皆さんには，クリニカルクラークシップで回る病棟で行われる「医療」に対する対価がどのように支払われ，また，その支払いを受けるために，先輩の医師たちが診療録等にどのような記録を残すことが求められているのかについて，SOAP形式での診療録記載を学ぶことと併行して学んでいただきたいと思います。

　臨床実習や臨床研修医を迎える医療機関側の視点で考えると，近年は，療養担当規則を一読したことのあるようなスチューデント・ドクターや，初期臨床研修医が院内に現れています。今後の指導体制・内容の充実のため，指導医層や医事課職員に対する正しい知識の普及をしていただくことが必要です。

　また，基幹型臨床研修病院は特定共同指導の指導対象となり得ます。研修医による請求であっても，算定要件を満たしていなければ不当な請求となり，返還が求められます。

　本書を入職時のオリエンテーションなどで活用していただき，保険医としての良きスタートの一助としていただけると幸いです。

2024年4月

執筆者一同

■目　次

CHECK POINT

序章

2024(令和6)年度 診療報酬改定の解説

1 診療報酬改定の流れ

　具体的な改定の内容の解説に入る前に，わが国で2年に1度行われる診療報酬改定の流れの基本的な部分を，用語の解説も交えて説明します。

　診療報酬とは，診療行為等の対価として，病院や薬局が患者・保険者から受け取る報酬で，公定価格です。この公定価格は，診療報酬のうち，医師の人件費等の技術・サービスの評価部分を診療報酬の「本体（部分）」とよびます。一方，薬の値段等のモノの価格評価は「薬価等」と表現されます。改定率等の文脈を読み取る際に必要な知識になりますので，覚えておきましょう。

　さて，診療報酬改定は通常2年に1度行われます。これに対し，介護報酬改定は3年に1度行われます。そのため，それぞれの改定間隔の最小公倍数である6年に1度，"大改定"とよばれる医療と介護両方の報酬改定があります。超高齢社会となったわが国において，医療と介護の制度を同じベクトルで推進していくインセンティブを，医療介護の双方のプレイヤーに与える意味で，大改定は大変重要です。大改定の年は，報酬体系の枠組みの変更や新規の算定項目の導入など，大きな変更が加えられる傾向があります。

　通常の改定年における流れとしては，前回改定の付帯意見，改定年度の前年度に前回改定が医療経営に与えた影響等を調査した結果や，病院団体，医療専門職の団体，学会等からの意見を踏まえながら，厚生労働大臣の諮問機関である中央社会保険医療協議会（以下，中医協）の場で改定の議論が行われます。委員の構成は，保険者や被保険者を中心とした支払側委員7名，医師等を代表する診療側委員7名，公益を代表する公益委員6名の計20名です。

2004（平成16）年度改定まで，この中医協において診療報酬改定のすべてが決められてきましたが，2002（平成14）年度改定から2004（平成16）年度改定にかけて，中医協委員による歯科の診療報酬に関する贈収賄容疑事件が起こり，2006（平成18）年度改定から，改定の基本方針を社会保障審議会医療保険部会と医療部会が決め，全体の改定率は内閣が予算編成過程を通じて決定することとなりました。そのため，現在の中医協の役割は「個別の診療報酬点数の議論を行う場」という位置づけになっており，最終的には厚生労働大臣が中医協からの答申を受けて決定することになります。

2　診療報酬改定の基本方針

「令和6年度診療報酬改定の基本方針」は，2023年12月11日に社会保障審議会医療保険部会と医療部会から示されました。

改定の前年12月に示されるこの診療報酬改定の基本方針は，2016（平成28）年度診療報酬改定のために2015（平成27）年12月に示されたものから，次の3つの章から構成されるスタイルとなっています。

> 1．改定に当たっての基本認識
> 2．改定の基本的視点と具体的方向性
> 3．将来を見据えた課題

改定後に公開される診療報酬改定の説明資料や改定時集団指導等では，すべて「2．改定の基本的視点と具体的方向性」に記載されている内容をもとにそれぞれ分けて整理され，説明されます。そのため，基本方針を把握したうえで資料を読む，また，講演・集団指導を聴くと理解しやすくなります（図1）。

なお，診療報酬改定の基本方針は，厚生労働省のウェブサイトで公開されています。

改定に当たっての基本認識
▶物価高騰・賃金上昇，経営の状況，人材確保の必要性，患者負担・保険料負担の影響を踏まえた対応 ▶全世代型社会保障の実現や，医療・介護・障害福祉サービスの連携強化，新興感染症等への対応など医療を取り巻く課題への対応 ▶医療 DX やイノベーションの推進等による質の高い医療の実現 ▶社会保障制度の安定性・持続可能性の確保，経済・財政との調和

改定の基本的視点と具体的方向性

（1）現下の雇用情勢も踏まえた人材確保・働き方改革等の推進【重点課題】

【具体的方向性の例】
- 医療従事者の人材確保や賃上げに向けた取組
- 各職種がそれぞれの高い専門性を十分に発揮するための勤務環境の改善，タスク・シェアリング／タスク・シフティング，チーム医療の推進
- 業務の効率化に資する ICT の利活用の推進，その他長時間労働などの厳しい勤務環境の改善に向けての取組の評価
- 地域医療の確保及び機能分化を図る観点から，労働時間短縮の実効性担保に向けた見直しを含め，必要な救急医療体制等の確保
- 多様な働き方を踏まえた評価の拡充
- 医療人材及び医療資源の偏在への対応

（2）ポスト 2025 を見据えた地域包括ケアシステムの深化・推進や医療 DX を含めた医療機能の分化・強化，連携の推進

【具体的方向性の例】
- 医療 DX の推進による医療情報の有効活用，遠隔医療の推進
- 生活に配慮した医療の推進など地域包括ケアシステムの深化・推進のための取組
- リハビリテーション，栄養管理及び口腔管理の連携・推進
- 患者の状態及び必要と考えられる医療機能に応じた入院医療の評価
- 外来医療の機能分化・強化等
- 新興感染症等に対応できる地域における医療提供体制の構築に向けた取組
- かかりつけ医，かかりつけ歯科医，かかりつけ薬剤師の機能の評価
- 質の高い在宅医療・訪問看護の確保

（3）安心・安全で質の高い医療の推進

【具体的方向性の例】
- 食材料費，光熱費をはじめとする物価高騰を踏まえた対応
- 患者にとって安心・安全に医療を受けられるための体制の評価
- アウトカムにも着目した評価の推進
- 重点的な対応が求められる分野への適切な評価（小児医療，周産期医療，救急医療等）
- 生活習慣病の増加等に対応する効果的・効率的な疾病管理及び重症化予防の取組推進
- 口腔疾患の重症化予防，口腔機能低下への対応の充実，生活の質に配慮した歯科医療の推進
- 薬局の地域におけるかかりつけ機能に応じた適切な評価，薬局・薬剤師業務の対物中心から対人中心への転換の推進，病院薬剤師業務の評価
- 薬局の経営状況等も踏まえ，地域の患者・住民のニーズに対応した機能を有する医薬品供給拠点としての役割の評価を推進
- 医薬品産業構造の転換も見据えたイノベーションの適切な評価や医薬品の安定供給の確保等

（4）効率化・適正化を通じた医療保険制度の安定性・持続可能性の向上

【具体的方向性の例】
- 後発医薬品やバイオ後続品の使用促進，長期収載品の保険給付の在り方の見直し等
- 費用対効果評価制度の活用
- 市場実勢価格を踏まえた適正な評価
- 医療 DX の推進による医療情報の有効活用，遠隔医療の推進
- 患者の状態及び必要と考えられる医療機能に応じた入院医療の評価（再掲）
- 外来医療の機能分化・強化等（再掲）
- 生活習慣病の増加等に対応する効果的・効率的な疾病管理及び重症化予防の取組推進（再掲）
- 医師・病院薬剤師と薬局薬剤師の協働の取組による医薬品の適正使用等の推進
- 薬局の経営状況等も踏まえ，地域の患者・住民のニーズに対応した機能を有する医薬品供給拠点としての役割の評価を推進（再掲）

（厚生労働省：令和 6 年度診療報酬改定の概要 全体概要版，p.2，2024）

図 1　令和 6 年度診療報酬改定の基本方針（概要）

・令和 6 年度診療報酬改定の基本方針

https://www.mhlw.go.jp/content/12401000/001177120.pdf

2.1　近年の診療報酬改定の流れと令和6年度改定の背景

　2018（平成30）年度の診療報酬と介護報酬の同時改定では，団塊の世代がすべて75歳以上の高齢者となる2025年に向けた道筋を示すものとして，医療機能の分化・強化や連携，医療と介護の役割分担と切れ目のない連携を着実に進める改定が行われました。また，2020（令和2）年度診療報酬改定では，これらの取り組みがさらに推進されるよう，引き続き適切な評価に取り組むとともに，重点課題として医師等の働き方改革等の推進に取り組んだ改定となりました。

　2022（令和4）年度診療報酬改定では，こうしたこれまでの改定の流れを継承しながら，今般の新型コロナウイルス感染症への対応や，感染拡大により明らかになった課題を踏まえた地域全体での医療機能の分化・強化，連携等の対応を行うことが重要であるとされました。

　2024（令和6）年度診療報酬改定では，基本認識として，

> ・物価高騰・賃金上昇，経営の状況，人材確保の必要性，患者負担・保険料負担の影響を踏まえた対応
> ・全世代型社会保障の実現や，医療・介護・障害福祉サービスの連携強化，新興感染症等への対応など医療を取り巻く課題への対応
> ・医療DXやイノベーションの推進等による質の高い医療の実現
> ・社会保障制度の安定性・持続可能性の確保，経済・財政との調和

が示され，改定の基本的視点と具体的方向性としては，

> （1）現下の雇用情勢も踏まえた人材確保・働き方改革等の推進【重点課題】
> （2）ポスト2025を見据えた地域包括ケアシステムの深化・推進や医療DXを含めた医療機能の分化・強化，連携の推進
> （3）安心・安全で質の高い医療の推進

> （4）効率化・適正化を通じた医療保険制度の安定性・持続可能性の
> 　　向上

となっており，この方向性に基づいて改定がとりまとめられています。

3　改定率

　基本方針に引き続き，改定率が2023年12月20日に発表されました。本体はプラス0.88％でした。ただし，この0.88％には，看護職員，病院薬剤師その他の医療関係職種について，令和6年度にベア＋2.5％，令和7年度にベア＋2.0％を実施していくための特例的な対応としてのプラス0.61％や，入院時の食費基準額の引き上げの対応としてのプラス0.06％，生活習慣病を中心とした管理料，処方箋料等の再編等の効率化・適正化のマイナス0.25％が含まれているため，それを除いた改定分はプラス0.46％です。その中には，40歳未満の勤務医師・勤務歯科医師・薬局の勤務薬剤師，事務職員，歯科技工所等で従事する者の賃上げに資する措置分プラス0.28％程度を含んでおり，各科改定率は医科プラス0.52％，歯科プラス0.57％，調剤プラス0.16％となりました。一方，薬価はマイナス0.97％，材料価格はマイナス0.02％とされました。

　なお，施行時期は薬価改定が令和6年4月1日，診療報酬改定と材料価格改定が令和6年6月1日ですので注意してください。

4　医科診療報酬改定の概要

　今年も厚生労働省が改定説明会の開催に代えた解説動画を公開しています。保険局医療課長をはじめ，改定の担当者が主な改定事項について解説していますので，ご活用ください。

　ここからは，改定項目のうち主なものについて取り上げ説明します。

　なお，算定要件・施設基準等の詳細については，厚生労働省発出の告示・通知等をご確認ください。

4.1　賃上げ・基本料等の引き上げ

（1）賃上げに向けた評価の新設

　今回の改定で合計0.89％にも相当する部分です。賃上げの基本的な方針は，

　　　①医療機関や事業所の過去の実績をベースにしつつ

　　　②今回の診療報酬改定による加算措置の上乗せ点数を活用

　　　③賃上げ促進税制の活用

となっています。新設された点数について見ていきます。

1）外来・在宅ベースアップ評価料（Ⅰ）の新設

　外来医療又は在宅医療を実施している医療機関において，勤務する看護職員，薬剤師その他の医療関係職種の賃金の改善に用いる診療報酬上の措置として，本評価料が新設されました。

　初診時に6点，再診時等に2点，訪問診療時に28点または7点が算定されます。対象となる職員は表1に示すものであり，医師および歯科医師，事務職員は含まれません。

> **O100　外来・在宅ベースアップ評価料（Ｉ）**（1日につき）
>
> 　1　初診時　6点（60円）
>
> 　2　再診時等　2点（20円）
>
> 　3　訪問診療時
>
> 　　イ　同一建物居住者等以外の場合　28点（280円）
>
> 　　ロ　イ以外の場合　7点（70円）

　外来・在宅ベースアップ評価料（Ｉ）の施設基準の概要について，主なものとしては以下のとおりです。

> ・対象職員が勤務していること。
> ・当該評価料については，対象職員のベア等及びそれに伴う賞与，時間外手当，法定福利費等の増加分に用いること。
> 　→ただし，対象職員の基本給等を一定程度引き上げた場合は，40歳未満の勤務医等及び勤務歯科医並びに事務職員等の賃金の改善を実績に含めることができる。
> ・定期的に「賃金改善計画書」及び「賃金改善実績報告書」を作成し報告すること。

表1　主として医療に従事する職員（対象職員）

薬剤師	義肢装具士	栄養士	公認心理師
保健師	歯科衛生士	精神保健福祉士	診療情報管理士
助産師	歯科技工士	社会福祉士	医師事務作業補助者
看護師	歯科業務補助者	介護福祉士	その他医療に従事する職員
准看護師	診療放射線技師	保育士	
看護補助者	診療エックス線技師	救急救命士	（医師及び歯科医師を除く。）
理学療法士	臨床検査技師	あん摩マッサージ指圧師，はり師，きゅう師	
作業療法士	衛生検査技師		
視能訓練士	臨床工学技士	柔道整復師	
言語聴覚士	管理栄養士		

（厚生労働省：令和6年度診療報酬改定の概要 全体概要版, p.14, 2024より一部抜粋）

2）外来・在宅ベースアップ評価料（II）の新設

外来・在宅ベースアップ評価料（I）を届け出ている保険医療機関で，外来・在宅ベースアップ評価料（I）により算定される点数の見込みの10倍が対象職員の給与総額の1.2％未満である医療機関は，外来・在宅ベースアップ評価料（II）を算定することができます。

O101　外来・在宅ベースアップ評価料（II）（1日につき）

1　イ　初診時　8点（80円）
　　ロ　再診時等　1点（10円）　等

外来・在宅ベースアップ評価料（II）の施設基準の概要です。主なものとしては以下のとおりです。

・常勤換算2人以上の対象職員が勤務していること。

・入院基本料，特定入院料又は短期滞在手術等基本料（短期滞在手術等基本料1を除く。）を算定していない保険医療機関であること。

・当該評価料を算定する場合は，令和6年度及び令和7年度において対象職員の賃金（役員報酬を除く。）の改善（定期昇給によるものを除く。）を実施しなければならない。

・定期的に「賃金改善計画書」及び「賃金改善実績報告書」を作成し報告すること。

（2）入院基本料の見直し

1）入院ベースアップ評価料の新設

病院または有床診療所において，勤務する看護職員，薬剤師などの医療関係職種の賃金の改善を行っている場合の評価が新設されました。評価料は1点から165点までの165段階を設定されました。対象職員は先ほどの表1に示すとおりです。

> **O102　入院ベースアップ評価料**（1日につき）
>
> 　　1　入院ベースアップ評価料1　1点（10円）
>
> 　　2　入院ベースアップ評価料2　2点（20円）
>
> 　　　⋮
>
> 　165　入院ベースアップ評価料165　165点（1,650円）

2）栄養管理体制の基準の明確化

　入院基本料の施設基準となっている栄養管理体制について，基準が明確化されました。栄養管理手順について，標準的な栄養スクリーニングを含む栄養状態の評価，退院時を含む定期的な評価を位置づけることとし，参考としてGLIM基準が示されています。

3）人生の最終段階における適切な意思決定支援の推進

　小児入院医療管理料等のみの届出を行っている医療機関以外の医療機関において，厚生労働省「人生の最終段階における医療・ケアの決定プロセスに関するガイドライン」等の内容を踏まえ，意思決定支援に関する指針を作成することが入院基本料の施設基準とされました。

4）身体的拘束を最小化する取り組みの強化

　医療機関における身体的拘束を最小化する取り組みを強化するため，入院基本料の施設基準に，患者又は他の患者等の生命又は身体を保護するため緊急やむを得ない場合を除き，身体的拘束を行ってはならないことが規定されました。また，医療機関において，組織的に身体的拘束を最小化する体制を整備することが規定されました。精神科病院における身体的拘束の取扱いについては，精神保健及び精神障害者福祉に関する法律の規定によるものとされます。なお，2025年（令和7年）5月31日までの間に限り，経過措置として身体的拘束最小化の基準に該当するものとみなされます。

（3）初再診料等の評価の見直し

　外来診療において，標準的な感染防止対策を日常的に講じることが必要となったこと，また，職員の賃上げを実施することなどから初診料が3点，再診料と外来診療料がそれぞれ2点引き上げられました。

A000　初診料　291点（2,910円）

A001　再診料　75点（750円）

A002　外来診療料　76点（760円）

4.2　医療DXの推進

（1）医療DXの推進

1）医療DX推進体制整備加算の新設

　施設要件としては，オンライン資格確認により取得した診療情報・薬剤情報を実際に診療に活用可能な体制を整備し，また，電子処方箋及び電子カルテ情報共有サービスを導入し，質の高い医療を提供するため医療DXに対応する体制を確保している場合の評価になります。ただし，電子処方箋，電子カルテ情報共有サービスの導入等の経過措置があります。

A000　初診料　注16　医療DX推進体制整備加算　8点（80円）

2）医療情報取得加算の新設

　マイナンバーカードの健康保険証利用（以下，マイナ保険証）による医療情報の効率的な取得を評価するものです。電子資格確認（オンライン資格確認）により当該患者に係る診療情報を取得等した場合，及び他の保険医療機関から当該患者に係る診療情報の提供を受けた場合の評価が新設されます。

> **A000　初診料　注15　医療情報取得加算**
> 初診時
> 　医療情報取得加算1　3点（30円）
> 　医療情報取得加算2　1点（10円）
> **A001　再診料　注19　医療情報取得加算**
> 再診時（3月に1回に限り算定）
> 　医療情報取得加算3　2点（20円）
> 　医療情報取得加算4　1点（10円）

3）在宅医療DX情報活用加算の新設

　訪問診療等においても，例えば，居宅同意取得型のオンライン資格確認等システム等により取得された診療情報等を活用して診療計画を作成し，質の高い訪問診療を提供することを評価する「在宅医療DX情報活用加算」が新設されました。

> **C001　在宅患者訪問診療料（Ⅰ）　注13　在宅医療DX情報活用加算**
> 　10点（100円）

4）救急時医療情報閲覧機能の導入の要件化

　マイナ保険証による情報連携が期待される救急医療の現場において，救急時医療情報閲覧機能の導入により救急患者に対する迅速かつ的確で効率的な治療が行われるよう，急性期充実体制加算，総合入院体制加算及び救命救急入院料1において，救急時医療情報閲覧機能の導入が要件化されます。この要件については，2025年（令和7年）4月1日以降に適用されます。

> **A200-2　急性期充実体制加算**〔例：「1」イ 440点（4,400円）〕
> **[施設基準]**（追加要件）
> ・救急時医療情報閲覧機能を有していること。

（2）診療録管理体制加算の見直し

　適切な診療記録の管理を進めるため，「医療情報システムの安全管理に関するガイドライン」を踏まえ，非常時に備えたサイバーセキュリティ対策の整備に係る要件として，加算1，2では，「許可病床数200床以上の保険医療機関については，専任の医療情報システム安全管理責任者を配置すること」などが要件とされました。

4.3　ポストコロナの感染症対策の推進

　はじめに，見直しの全体像についてまとめます。まず，新興感染症発生・まん延時の対応への備えを評価するため，外来感染対策向上加算と感染対策向上加算の施設基準を見直し，それぞれ発熱外来の協定や，病床確保の協定締結等が要件に加わりました。

　次に，外来感染対策向上加算を届け出る診療所における発熱患者等への対応の評価について，施設基準に，受診歴の有無にかかわらず発熱患者等を外来で受け入れる旨を公表することを追加したうえで，実際に発熱患者等に対応した場合の加算が新設されました。

　感染症の患者への入院医療の提供に対する評価として，三類感染症から五類感染症及び指定感染症のうち感染対策が特に重要な感染症の患者への入院医療の提供に対する評価が新設され，必要な個室管理，陰圧室管理に対する評価が拡充されました。また，感染対策が特に必要な感染症の患者を対象に含む，急性期リハビリテーションに対する加算が新設されました。

1）感染対策向上加算及び外来感染対策向上加算の施設基準の見直し

　新興感染症への備えに係る施設基準について，第8次医療計画における協定締結の枠組みを踏まえた要件に見直しが行われました。具体的には，感染対策向上加算1と2では病床確保の協定締結を要件とし，感染対策向上加算3では病床確保又は発熱外来の協定締結が要件とされました。

[感染対策向上加算の施設基準]

・加算1及び2：都道府県知事の指定を受けている第一種協定指定医療機関であること

・加算3：都道府県知事の指定を受けている第一種協定指定医療機関又は第二種協定指定医療機関（発熱外来に係る措置を講ずるものに限る）であること

・連携する介護保険施設等から求めがあった場合に現地に赴いての感染対策に関する助言を行うこと及び院内研修を合同で開催することが望ましい

2）外来感染対策向上加算の施設基準の見直し

　第8次医療計画における協定締結の枠組みを踏まえた見直しが行われ，感染対策を講じた上で発熱患者等を受け入れること，実際に発熱患者等に対応した場合の加算が新設されました。

[外来感染対策向上加算の施設基準]

・都道府県知事の指定を受けている第二種協定指定医療機関であること

・回復した患者の罹患後症状が持続している場合に，必要に応じて精密検査が可能な体制または専門医への紹介が可能な連携体制があることが望ましい

・当該医療機関の外来において，受診歴の有無に関わらず，発熱 その他感染症を疑わせるような症状を呈する患者の受入れを行う旨を公表し，受入れを行うために必要な感染防止対策として発熱患者の動線を分ける等の対応を行う体制を有していること。

A000　初診料　注11　発熱患者等対応加算　20点（20円）

3）特定感染症入院医療管理加算の新設

　新型コロナウイルス感染症を含む，三類感染症から五類感染症及び指定感

染症のうち感染管理が特に重要な感染症の患者に対して，適切な感染対策を講じたうえで入院医療を提供した場合の評価として，特定感染症入院医療管理加算が新設されました。算定の日数は1入院に7日を限度とし，また，疑似症患者については初日に限るものとされました。

A209　特定感染症入院医療管理加算（1日につき）
　　1　治療室の場合　200点（2,000円）
　　2　それ以外の場合　100点（1,000円）

4.4　同時報酬改定における対応

　2024（令和6）年度診療報酬改定は介護報酬，障害福祉サービスとの同時改定であったため，それぞれとの連携を進めるための改定が行われました。

（1）医療と介護の連携の推進
　今回の介護報酬改定において，コロナ禍の経験を踏まえて，介護保険施設に24時間の相談体制，診療体制，入院受入体制をそれぞれ有する医療機関を協力医療機関として定めることが，3年間の経過措置を設けながらも義務化されることとなりました。そうした背景も踏まえ，介護保険施設等と医療機関の連携に関しては，
　（1）平時からの連携
　（2）急変時の電話相談・診療の求め
　（3）相談対応・医療提供
　（4）入院調整
　（5）早期退院
のそれぞれの場面に着目して要件及び評価等が見直されました。また，かかりつけ医と介護支援専門員との連携を強化するため，これに関する評価も見

直されました。

1) 協力対象施設入所者入院加算の新設

　介護保険施設等の入所者の病状急変時に適切に対応することや，施設内における生活を継続するため，介護保険施設等の入所者の病状の急変時に，その介護保険施設等の協力医療機関として定められている保険医療機関であって，平時からの連携体制を構築している保険医療機関の医師が診察を実施したうえで，入院の必要性を判断し，入院をさせた場合の評価が新設されました。

　施設入所者に対し，往診が行われたうえで入院となった場合は600点，それ以外の場合は200点となっており，在宅療養支援病院及び診療所，在宅療養後方支援病院又は地域包括ケア病棟入院料に係る届出を行っている病棟又は病室を有する医療機関が算定できます。

A253　協力対象施設入所者入院加算（入院初日）
　1　往診が行われた場合　600点（6,000円）
　2　1以外の場合　200点（2,000円）

（2）医療と障害福祉サービスの連携の推進
　医療と障害福祉サービスの連携，そして障害者施設の入所者が高齢化する中，適切な医療提供に向けた取組等を進めるために，次のような見直しが行われました。

1) 障害者支援施設における医療保険給付の医療サービスの範囲の見直し

　医療と介護の両方を必要とする状態の患者が可能な限り施設での生活を継続できるようにするため，障害者支援施設の入所者で，末期の悪性腫瘍の患者に対して在宅患者訪問診療料及び在宅がん医療総合診療料を算定できるようになりました。

2）医療的ケア児（者）に対する入院前支援加算の評価の新設

医療的ケアを必要とする患者が入院する際の，在宅からの連続的なケアを確保するため，事前に自宅等への訪問，あるいは情報通信機器を用いることにより，患者の状態や人工呼吸器の設定等のケア状態の把握を行った場合の新たな評価として，医療的ケア児（者）入院前支援加算が新設されました。

A246-3　医療的ケア児（者）入院前支援加算　1,000点（10,000円）

4.5　外来医療の機能分化・強化等

（1）生活習慣病対策

生活習慣病の増加等に対応する効果的・効率的な疾病管理及び重症化予防の取り組みを進めるための見直しが行われました。これが改定率のうちマイナス0.25％分に含まれています。

1）生活習慣病管理料の見直し

脂質異常症，高血圧，糖尿病の生活習慣病の増加等に対応する効果的・効率的な疾病管理及び重症化予防の取り組みについての疾病管理に関して見直しが行われました（図2）。生活習慣病管理料（Ⅰ）の点数はそれぞれ40点引き上げられます。

今回の改定にて療養計画書が簡素化され，少なくとも1月に1回以上の総合的な治療管理を行う要件が廃止されました。また，診療ガイドライン等を参考に疾病管理を行うことが要件とされました。歯科医師，薬剤師，看護師，管理栄養士等の多職種と連携することが望ましい要件とされるとともに，糖尿病患者に対して歯科受診を推奨することが要件とされました。

また，検査等を包括しない生活習慣病管理料（Ⅱ）が新設されました。

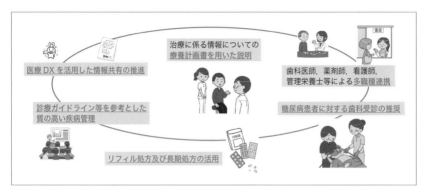

（厚生労働省：令和6年度診療報酬改定の概要 全体概要版, p.40, 2024より一部抜粋）

図2　今後の生活習慣病管理料における診療のイメージ

B001-3　生活習慣病管理料（Ⅰ）

　1　脂質異常症を主病とする場合　610点（6,100円）

　2　高血圧症を主病とする場合　660点（6,600円）

　3　糖尿病を主病とする場合　760点（7,600円）

B001-3-3　生活習慣病管理料（Ⅱ） 333点（3,330円）

2）特定疾患療養管理料の見直し

　対象疾患から生活習慣病である糖尿病，脂質異常症及び高血圧が除外されました。一方で，アナフィラキシーとギラン・バレー症候群が対象疾患に追加されました。

（2）地域包括診療料等の見直し

　かかりつけ医機能の評価である地域包括診療料等について，かかりつけ医と介護支援専門員との連携の強化，かかりつけ医の認知症への対応力向上，リフィル処方や長期処方の活用，適切な意思決定支援及び医療DXを進めるため，評価が見直され，地域包括診療加算及び認知症地域包括診療加算の点数がいずれも3点引き上げられました。

［地域包括診療料の施設基準］

・当該保険医療機関に，慢性疾患の指導に係る適切な研修を修了した医師（以下「担当医」）を配置していること。また，担当医は認知症に係る適切な研修を修了していることが望ましい。

・次に掲げる事項を院内掲示していること。

　ア　健康相談及び予防接種に係る相談を実施していること。

　イ　当該保険医療機関に通院する患者について，介護支援専門員及び相談支援専門員からの相談に適切に対応することが可能であること。

　ウ　患者の状態に応じ，30日以上の長期の投薬を行うこと又はリフィル処方箋を交付することについて，対応が可能であること。

・介護保険制度の利用等に関する相談を実施している旨を院内掲示し，かつ，要介護認定に係る主治医意見書を作成しているとともに，以下のいずれか一つを満たしていること。ア〜ケ（略）コ　担当医が，「認知症初期集中支援チーム」等，市区町村が実施する認知症施策に協力している実績があること。

・以下のア〜ウのいずれかを満たすこと。

　ア　担当医が，サービス担当者会議に参加した実績があること。

　イ　担当医が，地域ケア会議に出席した実績があること。

　ウ　当該保険医療機関において，介護支援専門員と対面あるいはICT等を用いた相談の機会を設けていること。なお，対面で相談できる体制を構築していることが望ましい。

・当該保険医療機関において，厚生労働省「人生の最終段階における医療・ケアの決定プロセスに関するガイドライン」等の内容を踏まえ，適切な意思決定　支援に関する指針を定めていること。

A001 再診料　注12　地域包括診療加算

　イ　地域包括診療加算1　28点（280円）

　ロ　地域包括診療加算2　21点（210円）

（3）処方等に関する評価の見直し

　後発医薬品の使用促進を図るため処方等の点数が見直されました。まず，リフィル処方と長期処方の活用のため，特定疾患療養管理加算については，加算1を廃止し，加算2を56点と見直したうえで，リフィル処方箋を用いる処方においても算定できることとされました。

　また，医薬品の不安定供給や長期収載品を選定療養により取扱うことなどの変化を踏まえ，一般名処方加算や後発品使用体制加算を引き上げる一方で，一番下の処方箋料については，68点から60点に引き下げられました。

F400　処方箋料　注6　一般名処方加算

　イ　一般名処方加算1　10点（100円）

　ロ　一般名処方加算2　8点（80円）

A243　後発医薬品使用体制加算（入院初日）

　1　後発医薬品使用体制加算1　87点（870円）

　2　後発医薬品使用体制加算2　82点（820円）

　3　後発医薬品使用体制加算3　77点（770円）

F100　処方料　注8　外来後発医薬品使用体制加算

　イ　外来後発医薬品使用体制加算1　8点（80円）

　ロ　外来後発医薬品使用体制加算2　7点（70円）

　ハ　外来後発医薬品使用体制加算3　5点（50円）

B011-3　薬剤情報提供料　4点（40円）

F400　処方箋料

　1　20点（200円）　2　32点（320円）　3　1及び2以外の場合　60点（600円）

（4）外来腫瘍化学療法の普及・推進

1）外来腫瘍化学療法診療料の見直し

　悪性腫瘍の患者に対する外来における安心・安全な化学療法の実施のため，外来腫瘍化学療法診療料について要件と評価を見直すとともに，診察前

に薬剤師が服薬状況等の確認・評価を行い，医師に情報提供，処方提案等を行った場合についての評価が新設されました。

B001-2-12　外来腫瘍化学療法診療料

1　外来腫瘍化学療法診療料1

　イ　抗悪性腫瘍剤を投与した場合

　　（1）初回から3回目まで　800点（8,000円）

　　（2）4回目以降　450点（4,500円）

　ロ　イ以外の必要な治療管理を行った場合　350点（3,500円）

2　外来腫瘍化学療法診療料2

　イ　抗悪性腫瘍剤を投与した場合

　　（1）初回から3回目まで　600点（6,000円）

　　（2）4回目以降　320点（3,200円）

　ロ　イ以外の必要な治療管理を行った場合　220点（2,200円）

3　外来腫瘍化学療法診療料3

　イ　抗悪性腫瘍剤を投与した場合

　　（1）初回から3回目まで　540点（5,400円）

　　（2）4回目以降　280点（2,800円）

　ロ　イ以外の必要な治療管理を行った場合　180点（1,800円）

［施設基準（抜粋）］

・専任の常勤医師は，次に掲げるいずれかの研修を修了した者であること。

　ア　がん等の診療に携わる医師等に対する緩和ケア研修会の開催指針に準拠した緩和ケア研修会

　イ　緩和ケアの基本教育のための都道府県指導者研修会（国立研究開発法人国立がん研究センター主催）等

・患者と患者を雇用する事業者が共同して作成した勤務情報を記載した文書の提出があった場合に，就労と療養の両立に必要な情報を提供すること並びに診療情報を提供した後の勤務環境の変化を踏まえ療養上

必要な指導を行うことが可能である旨をウェブサイトに掲載していることが望ましい。

・外来腫瘍化学療法診療料３の届出を行っている他の保険医療機関において外来化学療法を実施している患者が，緊急時に当該保険医療機関に受診できる体制を確保している場合は，連携する医療機関の名称等をあらかじめ地方厚生（支）局長に届け出て，保険医療機関の見やすい場所に掲示していること。

4.6　医療機能に応じた入院医療の評価

（1）地域包括医療病棟

まず，今回の見直しの背景からみていきます。

高齢者の人口増加に伴い，高齢者の救急搬送者数が増加し，中でも軽症・中等症が増加しています。急性期病棟に入院した高齢者の一部は，急性期の治療を受けている間に離床が進まず，ADLが低下し，急性期から回復期に転院することになり，在宅復帰が遅くなるケースがあることが報告されています。

高齢者の入院患者においては，医療資源投入量の少ない傾向にある誤嚥性肺炎や尿路感染といった疾患が多く，高度急性期を担う病院とは医療資源投入量がミスマッチとなる可能性があります。また，誤嚥性肺炎患者に対し早期にリハビリテーションを実施することは，死亡率の低下とADLの改善につながることが示されています。入院時，高齢患者の一定割合が低栄養リスク状態又は低栄養であり，高齢入院患者の栄養状態不良と生命予後不良は関連がみられています。これらのことを踏まえ，救急患者を受け入れる体制，急性疾患の治療中からリハビリテーション等を提供すること，また在宅復帰機能等を包括的に提供する病棟として地域包括医療病棟が創設されました。

10対１以上の看護配置，PT，OT，ST，管理栄養士の配置，ADL低下に係る基準等を施設基準として定めています。重症度・医療看護必要度は，急性期入院基本料４相当と合わせて，入院初日のB項目が３点以上である患者

の割合を50％とし，一定程度，リハビリが必要になる患者を受け入れることが規定されました。在宅復帰率は8割以上，一般病棟からの転院が5％以下とすること，救急搬送されて入院した患者の割合を15％以上とすることなどの要件を設けて，当該病棟の機能が規定されました。

A304　地域包括医療病棟入院料（1日につき）　3,050点（30,500円）

[主な施設基準]

(1) 看護職員が10：1以上配置されていること。

(2) 当該病棟に常勤の理学療法士，作業療法士又は言語聴覚士が2名以上，専任の常勤の管理栄養士が1名以上配置されていること。

(3) 入院早期からのリハビリテーションを行うにつき必要な構造設備を有していること。

(4) 当該病棟に入院中の患者に対して，ADL等の維持，向上及び栄養管理等に資する必要な体制が整備されていること。

(5) 一般病棟用の重症度，医療・看護必要度の基準を用いて評価し，延べ患者数のうち「A3点以上，A2点以上かつB3点以上，又はC1点以上」に該当する割合が16％以上（必要度Ⅰの場合）又は15％以上（必要度Ⅱの場合）であるとともに，入棟患者のうち入院初日に「B3点以上」に該当する割合が50％以上であること。

(6) 当該病棟の入院患者の平均在院日数が21日以内であること。

(7) 当該病棟において，退院患者に占める，在宅等に退院するものの割合が8割以上であること。

(8) 当該病棟において，入院患者に占める，当該保険医療機関の一般病棟から転棟したものの割合が5％未満であること。

(9) 当該病棟において，入院患者に占める，救急用の自動車等により緊急に搬送された患者又は他の保険医療機関で救急患者連携搬送料を算定し当該他の保険医療機関から搬送された患者の割合が1割5分以上であること。

（2）急性期一般入院料1の施設基準の見直し

　今回の改定の議論の中で最後まで調整がつかず，公益委員の裁定となった内容です。

　医療機関間の機能分化を進めるとともに，患者の状態に応じた医療の提供に必要な体制を評価するため，急性期一般入院料1の病棟における実態を踏まえ，平均在院日数に係る要件が見直されました。

　中医協において示された公益委員の意見から引用します。

　今回の診療報酬改定において，後期高齢者の中等症の急性疾患ニーズに応える地域包括医療病棟が新設されること，入院基本料の見直しが見込まれていること及び前回改定における重症度，医療・看護必要度の見直しにおいて，一定程度の医療機関が基準を満たさなくなることが想定されていたにもかかわらず，実際には急性期一般入院料1の病床数は増加したことを考慮すると，今回の改定においては該当患者割合の基準を一定程度高く設定することが，将来の医療ニーズ及び人口構成の変化を踏まえ，入院患者の状態に応じて適切に医療資源を投入する体制の構築を進めるに当たり重要と考えられる。

(厚生労働省：令和6年度診療報酬改定の概要 医科全体版，p.113，2024 より一部抜粋)

　こうしたことから，見直しのまず1点目は，急性期一般入院料1における平均在院日数の基準について，従来の18日以内から，16日以内に見直されました。

A100　一般病棟入院基本料（1日につき）

［施設基準］

　当該病棟の入院患者の平均在院日数が21日（急性期一般入院料1にあっては16日）以内であること。

　2点目は，重症度，医療・看護必要度について，急性期一般入院料1，特定機能病院入院基本料7対1及び専門病院入院基本料7対1において，該当

患者の基準及び割合の基準について，「A3点以上又はC1点以上に該当する割合が一定以上であること」と，「A2点以上又はC1点以上に該当する割合が一定以上であること」のいずれも満たすことを施設基準とし，B得点は施設基準には用いられなくなりました。

イ　急性期一般入院料1

［施設基準］

① 「A3点以上」又は「C1点以上」に該当する割合が一定以上であること

② 「A2点以上」又は「C1点以上」に該当する割合が一定以上であること

（3）重症度，医療・看護必要度の見直し

　急性期入院医療の必要性に応じた適切な評価を行うため，一般病棟用の重症度，医療・看護必要度について，必要度の判定に係る評価項目及び該当患者割合の基準（表2）が見直されました。

　評価項目の主な改定内容は次のとおりです。

- ・「創傷処置」について，評価対象を，必要度Ⅱにおいて対象となる診療行為を実施した場合に統一するとともに，「重度褥瘡処置」に係る診療行為を対象から除外
- ・「呼吸ケア（喀痰吸引のみの場合を除く）」について，評価対象を，必要度Ⅱにおいて評価対象となる診療行為を実施した場合に統一
- ・「注射薬剤3種類以上の管理」について，7日間を該当日数の上限とするとともに，対象薬剤から静脈栄養に関する薬剤を除外
- ・「抗悪性腫瘍剤の使用（注射剤のみ）」について，対象薬剤から入院での使用割合が6割未満の薬剤を除外
- ・「抗悪性腫瘍剤の内服の管理」について，対象薬剤から入院での使用割合が7割未満の薬剤を除外

- 「抗悪性腫瘍剤の使用（注射剤のみ）」,「麻薬の使用（注射剤のみ）」,「昇圧剤の使用（注射剤のみ）」,「抗不整脈薬の使用（注射剤のみ）」,「抗血栓塞栓薬の使用」及び「無菌治療室での治療」の評価について, 2点から3点に変更
- 「救急搬送後の入院」及び「緊急に入院を必要とする状態」について, 評価日数を2日間に変更
- C項目の対象手術及び評価日数の見直し
- 短期滞在手術等基本料の対象手術等を実施した患者を評価対象者に追加

表2　該当患者割合の基準

	必要度Ⅰ	必要度Ⅱ
急性期一般入院料1	割合①：21% 割合②：28%	割合①：20% 割合②：27%
急性期一般入院料2	22%	21%
急性期一般入院料3	19%	18%
急性期一般入院料4	16%	15%
急性期一般入院料5	12%	11%
7対1入院基本料（特定）	—	割合①：20% 割合②：27%
7対1入院基本料（結核）	8%	7%
7対1入院基本料（専門）	割合①：21% 割合②：28%	割合①：20% 割合②：27%
看護必要度加算1（特定，専門）	18%	17%
看護必要度加算2（特定，専門）	16%	15%
看護必要度加算3（特定，専門）	13%	12%
総合入院体制加算1	33%	32%
総合入院体制加算2	31%	30%
総合入院体制加算3	28%	27%
急性期看護補助体制加算 看護職員夜間配置加算	6%	5%
看護補助加算1	4%	3%
地域包括ケア病棟入院料 特定一般病棟入院料の注7	10%	8%

表3　該当患者の基準

急性期1，7対1入院基本料 （特定，専門）※1	割合① 以下のいずれか ・A得点が3点以上 ・C得点が1点以上
	割合② 以下のいずれか ・A得点が2点以上 ・C得点が1点以上
急性期2～5等※2	以下のいずれか ・A得点が2点以上かつB得点が3点以上 ・A得点が3点以上 ・C得点が1点以上
総合入院体制加算	以下のいずれか ・A得点が2点以上 ・C得点が1点以上
地域包括ケア病棟等	以下のいずれか ・A得点が1点以上 ・C得点が1点以上

※1：B項目については，基準からは除外するが，当該評価票を用いて評価を行っていること
※2：7対1入院基本料（結核），看護必要度加算，急性期看護補助体制加算，看護職員夜間
　　　配置加算，看護補助加算も同様
　　　（厚生労働省：令和6年度診療報酬改定の概要 全体概要版，p.52，2024より一部抜粋）

　一般病棟用の重症度，医療・看護必要度の評価項目の見直しに伴い，該当患者割合の基準も見直されました。表3にあるとおり，急性期一般入院料1，特定機能病院入院基本料7対1及び専門病院入院基本料7対1については，該当患者の基準が2つになるため，割合も2つとなり，いずれも満たすことが施設基準となっています。

（4）急性期充実体制加算の見直し

　急性期充実体制加算が加算1および加算2に再編されました。また，小児・周産期・精神科充実体制加算が新設されました。

　小児患者，妊産婦である患者及び精神疾患を有する患者の受入れに係る充実した体制を確保した保険医療機関に入院している患者について，小児・周産期・精神科充実体制加算として，次に掲げる点数をさらに所定点数に加算

することができます。加えて，手術等の実績要件に，心臓胸部大血管の手術が追加されました。

A200-2　急性期充実体制加算（1日につき）

1　急性期充実体制加算1

　イ　7日以内の期間　440点（4,400円）

　ロ　8日以上11日以内の期間　200点（2,000円）

　ハ　12日以上14日以内の期間　120点（1,200円）

2　急性期充実体制加算2

　イ　7日以内の期間　360点（3,600円）

　ロ　8日以上11日以内の期間　150点（1,500円）

　ハ　12日以上14日以内の期間　90点（900円）

注2　小児・周産期・精神科充実体制加算

　イ　急性期充実体制加算1の場合　90点（900円）

　ロ　急性期充実体制加算2の場合　60点（600円）

〈手術等に係る実績の要件〉（追加）

・心臓胸部大血管の手術について，100件／年以上

（5）特定集中治療室管理料の見直し

　SOFAスコア※が一定以上の患者の割合を特定集中治療室の患者指標に導入し，評価が見直されました。さらに，この患者指標と専従の常勤医師の治療室内の勤務を要件としない区分として，特定集中治療室管理用5と6が新設されました。

　これらに加え救命救急入院料等においては，治療室内に配置される専任の常勤医師は宿日直を行っていない医師であること，ハイケアユニット入院医

※SOFAスコアとは臓器障害の指標で，6臓器の機能不全を0〜4点で点数化し，最大24点で評価を行うもの。24時間ごとに評価した各臓器障害スコアの観察期間中の最大値を合計して得られる total maximum SOFA score（TMS）は，患者の生命予後と一定の相関関係があるとされている。

療管理料等においては，保険医療機関内に配置される医師は宿日直を行っている医師を含むことが明確化されました。

　また，特定集中治療室用の重症度，医療・看護必要度から，「輸液ポンプの管理」の項目を削除し，該当基準が「Ａ得点２点以上」に変更されました。

【特定集中治療室管理料１・２】

[主な施設基準]

・直近１年の間に新たに治療室に入室する患者のうち，入室日のSOFAスコア５以上の患者が１割以上であること。ただし，15歳未満の小児は対象から除くものであること。

・専任の医師が常時，特定集中治療室内に勤務していること。当該専任の医師に，特定集中治療の経験を５年以上有する医師を２名以上含むこと。当該専任の医師は，宿日直を行う医師ではないこと。

【特定集中治療室管理料３・４】

[主な施設基準]

・直近１年の間に新たに治療室に入室する患者のうち，入室日のSOFAスコア３以上の患者が１割以上であること。ただし，15歳未満の小児は対象から除くものであること。

・専任の医師が常時，特定集中治療室内に勤務していること。当該専任の医師は，宿日直を行う医師ではないこと。

【特定集中治療室管理料５・６】（新設）

[主な施設基準]

・専任の医師（宿日直を行っている専任の医師を含む）が常時，保険医療機関内に勤務していること。

（７日以内の期間）

特定集中治療室管理料１・２　　14,406点（144,060円）

> 特定集中治療室管理料3・4　9,890点（98,900円）
> 特定集中治療室管理料5・6　8,890点（88,900円）

1）特定集中治療室遠隔支援加算の新設

　治療室内に専任の常勤医師が配置されない区分である特定集中治療室5及び6において，遠隔モニタリングにより特定集中治療室管理料1又は2の届出を行う施設から支援を受けた場合の加算として，特定集中治療室遠隔支援加算が新設されました。

> **A301　特定集中治療室管理料（1日につき）　注7　特定集中治療室遠隔支援加算**　980点（9,800円）

2）ハイケアユニット用の重症度，医療・看護必要度の見直し

　ハイケアユニット用の重症度，医療・看護必要度の項目及び該当基準が見直されました。

> ・「心電図モニターの管理」及び「輸液ポンプの管理」の項目を削除
> ・「創傷処置」及び「呼吸ケア」は，必要度Ⅱで対象となる診療行為を実施した場合に評価し，「創傷処置」から褥瘡の処置を除外
> ・「点滴ライン同時3本以上の管理」を「注射薬剤3種類以上の管理」に変更

　これらの項目の見直しを踏まえ，該当患者割合の基準については，
・基準①として，A項目の表における，項目番号2，7，8，9，10又は11のうち1項目以上に該当すること
・基準②として，A項目の項目番号1～11のうちいずれか1項目以上に該当すること
の2つの基準を設けたうえで，いずれも一定割合以上を満たすこととされました（表4，5）。

表4 ハイケアユニット用重症度・医療看護必要度

A モニタリング及び処置等	0点	1点
1 **創傷の処置（褥瘡の処置を除く）**	なし	あり
2 蘇生術の施行	なし	あり
3 呼吸ケア（喀痰吸引のみの場合及び人工呼吸器の装着の場合を除く）	なし	あり
4 **注射薬剤3種類以上の管理（最大7日間）**	なし	あり
5 動脈圧測定（動脈ライン）	なし	あり
6 シリンジポンプの管理	なし	あり
7 中心静脈圧測定（中心静脈ライン）	なし	あり
8 人工呼吸器の装着	なし	あり
9 輸血や血液製剤の管理	なし	あり
10 肺動脈圧測定（スワンガンツカテーテル）	なし	あり
11 特殊な治療法等（CHDF, IABP, PCPS, 補助人工心臓, ICP測定, ECMO, IMPELLA）	なし	あり

（厚生労働省：令和6年度診療報酬改定の概要 全体概要版，p.55，2024 より一部抜粋）

表5 該当患者割合の基準

	基準に該当する患者割合の基準（※）
ハイケアユニット入院医療管理料1	1割5分以上が基準①に該当かつ 8割以上が基準②に該当
ハイケアユニット入院医療管理料2	1割5分以上が基準①に該当かつ 6割5分以上が基準②に該当

※重症度，医療・看護必要度ⅠとⅡで共通
（厚生労働省：令和6年度診療報酬改定の概要 全体概要版，p.55，2024 より一部抜粋）

（6）療養病棟入院基本料の見直し

1）分類の見直し

　疾患・状態と処置等の医療区分と医療資源投入量の関係性を元に，医療区分とADL区分に基づく9分類となっていた療養病棟入院基本料について，疾患・状態に係る3つの医療区分，処置等に係る3つの医療区分および3つのADL区分に基づく27分類に加えてスモンに関する3分類の合計30分類の評価に見直されました。

A101　療養病棟入院基本料（1日につき）

［算定要件］

1　療養病棟入院料1

　イ　入院料1　1,964点（19,640円）

（略）

　オ　入院料27　830点（8,300円）

（略）

　マ　入院料30　1,488点（14,880円）

※療養病棟入院料2についても同様

2）栄養管理の見直し

　療養病棟における中心静脈栄養について，患者の疾患及び状態並びに実施した期間に応じた医療区分に見直されました。また，中心静脈栄養を終了後7日間に限り，終了前の医療区分により算定することができることになりました。

A101　療養病棟入院基本料

［施設基準］（概要）

医療区分3

　中心静脈栄養（療養病棟入院基本料を算定する場合にあっては，広汎性腹膜炎，腸閉塞，難治性嘔吐，難治性下痢，活動性の消化管出血，炎症性腸疾患，短腸症候群，消化管瘻若しくは急性膵炎を有する患者を対象とする場合又は中心静脈栄養を開始した日から30日以内の場合に実施するものに限る。）

医療区分2

　中心静脈栄養（広汎性腹膜炎，腸閉塞，難治性嘔吐，難治性下痢，活動性の消化管出血，炎症性腸疾患，短腸症候群，消化管瘻又は急性膵炎を有する患者以外を対象として，中心静脈栄養を開始した日から30日を超えて実施するものに限る。）

療養病棟に入院中の患者に対し，静脈経腸栄養ガイドライン等を踏まえた栄養管理に係る説明を実施したうえで，新たに経腸栄養を開始した場合に一定期間算定可能な経腸栄養管理加算が新設されました。

施設基準を満たした保険医療機関において，療養病棟入院基本料を算定している患者について，経腸栄養を開始した場合，入院中1回に限り，経腸栄養を開始した日から7日を限度として加算することができます。

A101　療養病棟入院基本料（1日につき）　注11　経腸栄養管理加算
300点（3,000円）

3）その他

医療法に基づく医療療養病床の人員配置標準に係る経過措置の終了を踏まえ，療養病棟入院基本料の注11に規定する経過措置が廃止されます。廃止される経過措置のうち，入院患者のうち医療区分3の患者と医療区分2の患者との合計が5割以上の要件については，2024年（令和6年）9月30日までの経過措置があります。

また，適切なリハビリテーションを進めるため，医療区分，ADL区分ともに1である入院料27（従前の入院料I）については，1日につき2単位を超える疾患別リハビリテーション料を包括範囲に含めることとされました。

（7）リハビリテーション，栄養管理及び口腔管理の連携・推進

急性期医療においてADLが低下しないための取り組みを進めるとともに，通常のリハビリテーションのほかに，栄養管理及び口腔管理の連携・推進を図るため，土曜日，日曜日及び祝日に行うリハビリテーションを含むリハビリテーション，栄養管理及び口腔管理について，新たな評価が設定されました。

1）リハビリテーション・栄養・口腔連携体制加算の新設

入院した患者全員に対し，入院後48時間以内にADL，栄養状態及び口腔

状態に関する評価を行い，リハビリテーション，栄養管理及び口腔管理に係る計画の作成及び計画に基づく多職種による取り組み（土曜，日曜及び祝日に行うリハビリテーションを含む）を行う体制の確保に係るリハビリテーション・栄養・口腔連携体制加算（1日につき120点）が新設されました。より早期からの切れ目のないリハ（離床）・栄養・口腔の取り組みと多職種による評価と計画などが要件とされました。

> **A233　リハビリテーション・栄養・口腔連携体制加算**（1日につき）
> 120点（1,200円）

2）病態に応じた早期からの疾患別リハビリテーションの推進

重症者に対する早期からの急性期リハビリテーションの提供を進めるため，ADL・認知機能が低い患者，特定の医療行為を必要とする患者又は感染対策が必要な患者に対して疾患別リハビリテーションを提供した場合について，疾患別リハビリテーション料に急性期リハビリテーション加算（1回につき50点）が新設されるとともに，早期リハビリテーション加算の評価が見直されました（図3）。新設する急性期リハビリテーション加算は50点，14日目までの評価で，対象患者は，次に示すアからエの通りです。

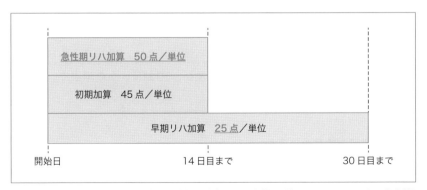

（厚生労働省：令和6年度診療報酬改定の概要 全体概要版，p.101，2024より一部抜粋）

図3　急性期リハビリテーション加算

> **【急性期リハビリテーション加算の対象患者】**※入院中の患者に限る。
>
> ア　ADLの評価であるBIが10点以下のもの。
>
> イ　認知症高齢者の日常生活自立度がランクM以上に該当するもの。
>
> ウ　以下に示す処置等が実施されているもの。
>
> 　①動脈圧測定（動脈ライン）
>
> 　②シリンジポンプの管理
>
> 　③中心静脈圧測定（中心静脈ライン）
>
> 　④人工呼吸器の管理
>
> 　⑤輸血や血液製剤の管理
>
> 　⑥特殊な治療法等（CHDF，IABP，PCPS，補助人工心臓，ICP測定，ECMO）
>
> エ　「A220-2」特定感染症入院医療管理加算の対象となる感染症，感染症法第6条第3項に規定する二類感染症及び同法同条第7項に規定する新型インフルエンザ等感染症の患者及び当該感染症を疑う患者。ただし，疑似症患者については初日に限り算定する。

(8) DPC/PDPS の見直し

1）DPC対象病院の基準の見直し

　DPC/PDPSを安定的に運用するとともに，適切な包括評価を行うため，データ数に係る基準（1月あたりのデータ数が90以上）及び適切なDPCデータの作成に係る基準がDPC対象病院の基準として位置づけられました。データ数及び適切なDPCデータの作成に係る基準は，2026（令和8）年度診療報酬改定時よりDPC制度への参加及びDPC制度からの退出に係る判定基準として用いられます。

2）医療機関別係数の見直し

　1. 基礎係数：現行の3つの医療機関群の設定方法を維持したうえで，データ数に係る基準を満たさない医療機関について，評価が区別されました。

2. 機能評価係数Ⅰ：従前の評価方法が維持されます。

3. 機能評価係数Ⅱ：既存の4つの評価項目（効率性係数，複雑性係数，カバー率係数，地域医療係数）による評価体系へ整理され，各係数の評価手法等について見直されました。社会や地域の実情に応じて求められている機能の評価のため，地域医療係数のうち，体制評価係数において，「臓器提供の実施」，「医療の質向上に向けた取組」及び「医師少数地域への医師派遣機能」（大学病院本院群に限る。）の3つの項目について新たに評価することになりました。

4. 救急補正係数：従前の救急医療係数による評価手法を維持したうえで，独立した医療機関別係数の項目として評価を行うことになりました。

5. 激変緩和係数：診療報酬改定に伴う激変緩和に対応し，推計診療報酬変動率（出来高部分も含む）が2％を超えて変動しないよう激変緩和係数が設定されます（改定年度のみ）。

（9）看護補助者に係る評価の充実

1）直接患者に対するケアを担う看護補助者の配置の評価

　看護職員及び看護補助者の業務分担・協働を更に推進し，高齢者の救急患者をはじめとした急性疾患等の患者に対する適切な入院医療を進めるため，療養病棟入院基本料，障害者施設等入院基本料，地域包括医療病棟及び地域包括ケア病棟入院料について，主として直接患者に対し療養生活上の世話をする看護補助者を一定数配置している場合の評価が新設されました。

A101　療養病棟入院基本料（1日につき）

注12　夜間看護加算　50点（500円）

注13　イ　看護補助体制充実加算1　80点（800円）

　　　　ロ　看護補助体制充実加算2　65点（650円）

　　　　ハ　看護補助体制充実加算3　55点（550円）

2）看護補助体制充実加算に係る評価の見直し

　看護職員及び看護補助者の業務分担・協働をさらに進めるため，また，身体的拘束の予防・最小化の取り組みを進めるため，看護補助体制充実加算について，看護補助者の定着に向けた取り組み及び看護補助者の経験年数に着目した評価が新設されました。また，看護補助体制充実加算について，身体的拘束を実施した日は，看護補助体制充実加算3により加算するとされました。身体的拘束を実施した日の取り扱いは，2025年（令和7年）6月1日以降より適用されます。

（10）回復期リハビリテーション病棟に係る見直し

1）入院料の評価の見直し

　40歳未満の勤務医師，事務職員等の賃上げに資する措置としての入院基本料等の評価の見直し及び，特に回復期リハビリテーション病棟1と2については施設基準の見直しに伴って，回復期リハビリテーション病棟入院料の評価が引き上げられました。

　施設基準として，専従の社会福祉士の配置，FIMの測定に関わる研修会，適切な口腔ケアの提供，望ましい要件としての地域リハビリテーション活動支援事業等の地域支援事業への参加等が追加されました。

［追加の施設基準］

・回復期リハビリテーション病棟入院料1及び2については，専従の社会福祉士の配置を要件とする。

・回復期リハビリテーション病棟入院料1及び3については，当該保険医療機関において，FIMの測定に関わる職員を対象としたFIMの測定に関する研修会を年1回以上開催することを要件とする。

・回復期リハビリテーション病棟入院料1及び2については，市町村の要請を受けて，「地域支援事業実施要綱」（平成18年6月9日老発0609001第1号厚生労働省老健局長通知）に規定する地域リハビリテーション活動支援事業等の地域支援事業に，地域の医師会等と連携

し，参加していることが望ましいこととする。

・回復期リハビリテーション病棟入院料1及び2については，当該入院料を算定する患者について，口腔状態に係る課題を認めた場合は，適切な口腔ケアを提供するとともに，必要に応じて歯科医療機関への受診を促すことを要件とする。

2）要件の追加

次に，GLIM基準による栄養評価の要件化と定期的なFIMの測定化の要件化についてです。

GLIM基準については，回復期リハビリテーション病棟入院料1の入退院時の栄養状態の評価にGLIM基準を用いることが要件とされるとともに，回復期リハビリテーション病棟入院料2から5までにおいては，GLIM基準を用いることが望ましいこととされました。

また，回復期リハビリテーション病棟入院料及び回復期リハビリテーション入院医療管理料を算定するにあたっては，定期的（2週間に1回以上）にFIMの測定を行い，その結果について診療録等に記載することが要件とされました。

3）その他の見直し

運動器リハビリテーション料の算定単位数については，1日6単位を超えた実施単位数の増加に伴うADLの明らかな改善が見られなかったことから，算定上限緩和対象患者から運動器リハビリテーション料の算定患者が除外されました。

また，回復期リハビリテーション病棟入院料1・2における加算であった体制強化加算が廃止されました。

（11）地域包括ケア病棟入院料の評価の見直し

適切な在宅復帰支援を進めるため，地域包括ケア病棟入院料の評価について，入院期間に応じた評価体系に見直されました。具体的には，40日以内

と41日以降の期間について，評価が分けられました。

A308-3　地域包括ケア病棟入院料（1日につき）

1　地域包括ケア病棟入院料1

　イ　40日以内の期間　2,838点（28,380円）〔生活療養を受ける場合
　　にあっては，2,823点（28,230円）〕

　ロ　41日以上の期間　2,690点（26,900円）〔生活療養を受ける場合
　　にあっては，2,675点（26,750円）〕　等

（12）入院時の食費の基準の見直し

　食材費等が高騰していること等から，入院時の食費の基準が1食30円引き上げられました（図4）。

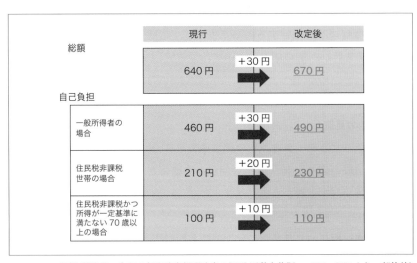

（厚生労働省：令和6年度診療報酬改定の概要 医科全体版，p.205，2024より一部抜粋）

図4　入院時の食費の基準の見直し

4.7　質の高い訪問診療・訪問看護の確保

　質の高い在宅医療の提供を進めるため，訪問診療・往診等に関する評価が見直されました。

（1）訪問診療・往診等に関する見直し

1）在宅がん患者緊急時医療情報連携指導料の新設

　在宅がん患者緊急時医療情報連携指導料については，在宅で療養を行っている末期の悪性腫瘍の患者の病状の急変時に，ICTの活用によって，医療従事者等の間で共有されている人生の最終段階における医療・ケアに関する情報を踏まえ医師が療養上必要な指導を行った場合，月に1回200点を算定できます。

　緩和ケア病棟においては，緊急入院初期加算における文書による情報提供に関する要件について，ICTの活用による診療情報を閲覧できる体制を有する場合であっても当該要件を満たすように緩和されています。

> **C015　在宅がん患者緊急時医療情報連携指導料**（月1回）　200点（2,000円）

2）往診時医療情報連携加算の新設

　在宅療養支援診療所・病院と連携体制を構築している在宅療養支援診療所・病院以外の医療機関が訪問診療を行っている患者に対し，在宅療養支援診療所・病院が往診を行った場合の評価が新設されました。

> **C000　往診料　注9　往診時医療情報連携加算**　200点（2,000円）

3）在宅療養移行加算の見直し

　対象となる範囲を病院まで拡大するとともに，他の医療機関と平時からの連携体制を構築している場合の評価が見直されました。

> **C002 在宅時医学総合管理料 注9**
> イ 在宅療養移行加算1 316点（3,160円）
> ロ 在宅療養移行加算2 216点（2,160円）
> ハ 在宅療養移行加算3 216点（2,160円）
> ニ 在宅療養移行加算4 116点（1,160円）

4）在宅ターミナルケア加算の見直し

　在宅ターミナルケア加算について，退院時共同指導を実施したうえで訪問診療又は往診を実施している場合においても算定可能とするとともに，看取り加算について，退院時共同指導を実施したうえで往診を行い，在宅で患者を看取った場合に往診料においても算定可能とされました。

5）在宅時医学総合管理料・施設入居時等医学総合管理料の見直し

　従来あった単一建物診療患者数10人以上の評価について，10人以上19人以下，20人以上49人以下及び50人以上の場合で評価を細分化するとともに，処方箋料等の再編に伴い，在宅時医学総合管理料・施設入居時等医学総合管理料の評価が一律に15点引き下げられました。

　また，単一建物診療患者の数が10人以上の患者について，当該保険医療機関と特別の関係にある保険医療機関の訪問診療の合算した算定回数が2,100回以上の医療機関について，看取りの件数等に係る以下の基準を満たさない場合，所定点数の100分の60の点数を算定するとされました。

（イ）直近1年間に5つ以上の保険医療機関から，文書による紹介を受けて訪問診療を開始した実績があること。

（ロ）当該保険医療機関において，直近1年間の在宅における看取りの実績を20件以上有していること又は重症児の十分な診療実績等を有していること。

（ハ）直近3か月に在宅時医学総合管理料又は施設入居時等医学総合管理料を算定した患者のうち，施設入居時等医学総合管理料を算定

した患者の割合が7割以下であること。

（ニ）直近3月間に在宅時医学総合管理料又は施設入居時等医学総合管理料を算定した患者のうち，要介護3以上又は「特掲診療料の施設基準等」別表 第八の二に掲げる別に厚生労働大臣が定める状態の患者の割合が5割以上であること。

6）往診料の見直し

往診を行う保険医療機関において，

①往診を行う保険医療機関において訪問診療を行っている患者

②往診を行う保険医療機関と連携体制を構築している他の保険医療機関において訪問診療を行っている患者

③往診を行う保険医療機関と平時からの連携体制を構築している介護保険施設に入所する患者

④往診を行う保険医療機関の外来において継続的に診療を受けている患者

のいずれにも該当しない患者に対する緊急の往診に係る評価が新設されました。緊急往診加算が325点，夜間往診加算が405点，深夜往診加算が485点となります。

7）訪問栄養食事指導の推進

訪問栄養食事指導について，在宅療養支援診療所は，当該診療所以外の管理栄養士との連携も含め訪問栄養食事指導を行うことが可能な体制を整備することが望ましいこと，在宅療養支援病院は，当該病院の管理栄養士により訪問栄養食事指導を行うことが可能な体制を有していることが要件に位置づけられました。

（2）在宅医療における ICT を用いた連携の推進

在宅で療養を行っている患者等に対し，ICT を用いた連携体制の構築を通じて，質の高い在宅医療の提供を進めるため，医療・ケアに関わる関係職種がICT を利用して診療情報を共有・活用して実施した計画的な医学管理，処

方内容の調整を行った場合の評価，患者の急変時等に，ICTを用いて関係職種間で共有されている人生の最終段階における医療・ケアに関する情報を踏まえ，療養上必要な指導を行った場合の評価が行われました。

1）在宅医療情報連携加算の新設

　在宅時医学総合管理料，施設入居時等医学総合管理料及び在宅がん医療総合診療料について，他の保険医療機関等の関係職種がICTを用いて記録した患者の診療情報等を活用したうえで，医師が計画的な医学管理を行った場合の評価として，在宅医療情報連携加算が新設されました。

> **C002　在宅時医学総合管理料　注15　在宅医療情報連携加算**（月1回）
> 100点（1,000円）

> **[主な施設基準]**
> 在宅での療養を行っている患者であって通院が困難なものの診療情報等について，ICTを用いて常時確認できる体制を有し，関係機関と平時からの連携体制を構築していること。

4.8　重点的な分野における対応

（1）初期診療後の救急患者の転院搬送に対する評価

　三次救急医療機関等に救急搬送された患者について，連携する他の医療機関でも対応が可能と判断する場合に，連携する他の医療機関に看護師等が同乗の上で転院搬送する場合の評価として，救急患者連携搬送料が新設されました。

　施設基準としては，救急患者について相当の実績を有していることに加え，救急患者の転院体制について，連携する他の保険医療機関等との間であらかじめ協議を行っていること，連携する他の保険医療機関へ搬送を行った

患者の臨床経過について，転院搬送先の保険医療機関から診療情報の提供が可能な体制が整備されていること，連携する他の保険医療機関へ搬送した患者の病状の急変に備えた緊急の診療提供体制を確保していることが規定されました。

また，初期診療後の救急患者の転院搬送を評価することとあわせて，急性期一般入院料1等における在宅復帰率に関する施設基準について，救急患者連携搬送料を算定し他の保険医療機関に転院した患者が対象から除外されました。

C004-2　救急患者連携搬送料

1　入院中の患者以外の患者の場合　1,800点（18,000円）

2　入院初日の患者の場合　1,200点（12,000円）

3　入院2日目の患者の場合　800点（8,000円）

4　入院3日目の患者の場合　600点（6,000円）

（2）小児医療・周産期医療の充実

1）新生児特定集中治療室重症児対応体制強化管理料の新設

医療の質と医療安全を担保するため，新生児特定集中治療について十分な体制と実績を有する保険医療機関における，高度な医療を要する重症新生児に対する手厚い看護体制について，評価が新設されました。

A302-2　新生児特定集中治療室重症児対応体制強化管理料（1日につき）　14,539点（145,390円）

［対象患者］

以下のいずれかに該当する患者

・体外式膜型人工肺を実施している

・腎代替療法（血液透析，腹膜透析等）を実施している

・交換輸血を実施している

- 低体温療法を実施している
- 出生時体重が750g未満であって人工呼吸管理を実施している
- 人工呼吸管理下に一酸化窒素吸入療法を実施している
- 人工呼吸管理下に胸腔・腹腔ドレーン管理を実施している
- 開胸手術，開頭手術，開腹手術等の術後に人工呼吸管理を実施している
- 新興感染症や先天性感染症等のために陰圧個室管理など厳重な感染対策を行いながら人工呼吸管理を実施している（合併症として発生した感染症は不可）

2）小児入院医療管理料における複数名の保育士配置の評価

小児入院医療管理料の注2及び注4の加算について，保育士を複数名配置している場合の評価が新設されました。

【小児入院医療管理料】
［算定要件］（概要）
注2　イ　保育士1名の場合　100点（1,000円）
　　　ロ　保育士2名以上の場合　180点（1,800円）
注4　イ　重症児受入体制加算1　200点（2,000円）
　　　ロ　重症児受入体制加算2　280点（2,800円）

3）小児入院医療管理料における看護補助者の配置の評価

小児入院医療管理料に，夜間を含めて看護補助者を配置している場合の評価が新設されました。

A307　小児入院医療管理料　注9　看護補助加算（1日につき）　151点（1,510円）
［算定要件］
小児入院医療管理料1，小児入院医療管理料2又は小児入院医療管理料

3を算定している患者について，入院した日から起算して14日を限度として所定点数に加算する。

［施設基準］

（1）看護補助者が30：1以上配置されていること。

（2）夜勤を行う看護補助者が75：1以上配置されていること。

（3）看護職員の負担軽減及び処遇改善に資する体制が整備されていること。

A307　小児入院医療管理料　注10　看護補助体制充実加算（1日につき）156点（1,560円）

［算定要件］

※看護補助加算と同様

［施設基準］

（1）看護補助者が30：1以上配置されていること。

（2）夜勤を行う看護補助者が75：1以上配置されていること。

（3）看護職員の負担軽減及び処遇改善に資する十分な体制が整備されていること。

（3）発達障害や児童・思春期の精神疾患等に対する支援の充実

1）小児特定疾患カウンセリング料の見直し

【小児特定疾患カウンセリング料】

イ　医師による場合

（1）　初回　800点（8,000円）

（2）　初回のカウンセリングを行った日後1年以内の期間に行った場合

　　①　月の1回目　600点（6,000円）

　　②　月の2回目　500点（5,000円）

（3）　初回のカウンセリングを行った日から起算して2年以内の期間

に行った場合（（2）の場合を除く。）

① 月の1回目 500点（5,000円）

② 月の2回目 400点（4,000円）

（4） 初回のカウンセリングを行った日から起算して4年以内の期間
に行った場合（（2）及び（3）の場合を除く。） 400点（4,000円）

ロ 公認心理師による場合 200点（2,000円）

　初回のカウンセリングを行った日から起算して，2年以内の期間において
は月2回に限り，2年を超える期間においては，4年を限度として，月1回
に限り算定できます。また，イの（1），（2），（3）又は（4）を算定すべき
医学管理を情報通信機器を用いて行った場合は，イの（1），（2）の①若し
くは②，（3）の①若しくは②又は（4）の所定点数に代えて，それぞれ696
点，522点若しくは435点，435点若しくは348点又は348点を算定でき
ます。

2）小児かかりつけ診療料の見直し

　小児に対する継続的な診療を一層進めるため，小児かかりつけ診療料につ
いて，発達障害を疑う児の診察等を行うこと，不適切な養育にもつながりう
る育児不安等の相談に乗ること，医師が発達障害等に関する適切な研修及び
虐待に関する適切な研修を受講していることが望ましいことが要件に追加さ
れました。

3）小児入院医療体制の見直し

　小児入院医療管理料において，小児の家族等が希望により付き添う場合
は，当該家族等の食事や睡眠環境等の付き添う環境に配慮することが規定さ
れました。

4) 児童・思春期精神科入院医療管理料における不適切な養育等が疑われる小児患者に対する支援体制の評価の新設

　不適切な養育等が疑われる児童の早期発見や，福祉・保健・警察・司法・教育等の関係機関の適切な連携を進めるため，児童・思春期精神科入院医療管理料において，多職種で構成される専任のチームを設置して連携体制を整備している場合について，新たな評価が設けられました。

> **A311-4　児童・思春期精神科入院医療管理料　注3　精神科養育支援体制加算**（入院初日）　　300点（3,000円）

5) 児童思春期支援指導加算の新設

　児童・思春期の精神疾患患者に対する外来診療の充実を図るため，医師の指示の下，保健師，看護師，作業療法士，精神保健福祉士又は公認心理師等が連携して患者の外来診療を実施した場合について，通院・在宅精神療法に加算が設けられました。

> **I002　通院・在宅精神療法　注10　児童思春期支援指導加算**
> 　イ　60分以上の通院・在宅精神療法を行った場合（当該保険医療機関の精神科を最初に受診した日から3月以内に1回限り）　1,000点（10,000円）
> 　ロ　イ以外の場合
> 　（1）　当該保険医療機関の精神科を最初に受診した日から2年以内450点（4,500円）
> 　（2）　（1）以外の場合　250点（2,500円）

（4）精神疾患を有する者の地域移行・地域定着に向けた重点的な支援を提供する病棟の評価の新設

1) 精神科地域包括ケア病棟入院料の新設

　精神障害にも対応した地域包括ケアシステムの構築を進めるため，精神疾

患を有する者の地域移行・地域定着に向けた重点的な支援を提供する精神病棟について，新たな評価が設けられました。

A315　精神科地域包括ケア病棟入院料（1日につき，通算180日）　1,535点（15,350円）

　　　　注2　自宅等移行初期加算（通算90日）　100点（1,000円）

[算定要件]（概要）

・精神科救急急性期医療入院料，精神科急性期治療病棟入院料及び精神科救急・合併症入院料を算定した期間と通算して180日を限度として算定する。

・当該病棟に転棟若しくは転院又は入院した日から起算して90日間に限り，自宅等移行初期加算を算定する。

・過去1年以内に，精神科地域包括ケア病棟入院料又は自宅等移行初期加算を算定した日数を180日又は90日に通算する。

・医師，看護職員，薬剤師，作業療法士，精神保健福祉士，公認心理師等の多職種が共同して，個々の患者の希望や状態に応じて，退院後の療養生活を見据え必要な療養上の指導，服薬指導，作業療法，相談支援，心理支援等を行う。

・必要な患者に対して，療養上の指導，服薬指導，作業療法，相談支援又は心理支援等を，1日平均2時間以上提供していることが望ましい。

2）精神科入退院支援加算の新設

　精神病床に入院する患者に対して，入院早期から包括的支援マネジメントに基づく入退院支援を行った場合の評価が新設されました。

A246-2　精神科入退院支援（退院時1回）　1,000点（10,000円）

（5）バイオ後続品の使用促進

1）バイオ後続品使用体制加算の新設

　入院医療においてバイオ後続品を使用している保険医療機関において，患者に対して，バイオ後続品の有効性や安全性について十分な説明を行ったうえで使用し，成分の特性を踏まえた使用目標を達成した場合の評価が新設されました。入院期間中1回に限り，入院初日に算定できます。

> **A243-2　バイオ後続品使用体制加算**（入院初日）　100点（1,000円）

2）バイオ後続品導入初期加算の見直し

　外来におけるバイオ後続品導入初期加算の対象患者について，外来化学療法を実施している患者から，医療機関において注射するバイオ後続品を使用するすべての患者に見直されました。

4.9　医療技術の適切な評価

（1）医療技術評価分科会の評価を踏まえた対応

　学会から提案のあった医療技術について，医療技術評価分科会における検討結果等から，医療技術の評価及び再評価を行い，優先的に保険導入すべきとされた新規技術（先進医療として実施されている技術及び保険医療材料等専門組織で審議された医療技術のうち医療技術評価分科会での審議が必要とされた医療技術を含む。）について新たな評価を行うとともに，既存技術の評価が見直されました（図5）。

　今回，医療技術評価分科会における医療技術の評価において，優先度が高い技術とされたものは177件でした。

　新規技術の保険導入として，現在保険収載されていない手術等のうち，内視鏡手術用支援機器を用いた胸腔鏡下弁置換術や経頸静脈的肝生検などについて，医療技術評価分科会での評価を踏まえ，新たに保険導入されます。

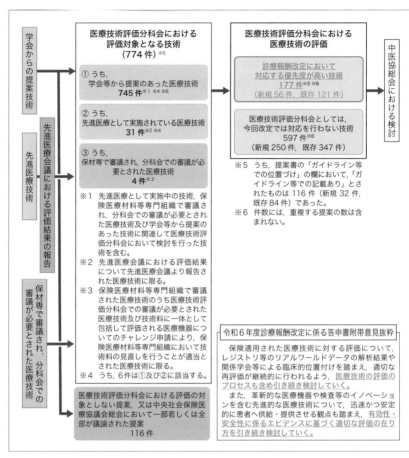

（厚生労働省：令和6年度診療報酬改定の概要 全体概要版, p.105, 2024より一部抜粋）

図5 医療技術評価分科会の評価を踏まえた対応①

50

［新たに保険収載される手術の例］

・胸腔鏡下弁置換術1　1弁のもの（内視鏡手術用支援機器を用いる場合）　115,500点（1,155,000円）
・腹腔鏡下膵中央切除術　88,050点（880,500円）
・腹腔鏡下連続携行式腹膜灌流用カテーテル腹腔内留置術　16,660点（166,600円）
・大腿骨遠位骨切り術　33,830点（338,300円）
・人工股関節置換術（手術支援装置を用いるもの）　43,260点（432,600円）

［新たに保険収載される検査等の例］

・経頸静脈的肝生検　13,000点（130,000円）
・ポジトロン断層撮影　^{18}F標識フルシクロビンを用いた場合　2,500点（25,000円）
・覚醒維持検査　5,000点（50,000円）

　また，保険医療材料等専門組織で検討された技術料の見直しに関する対応も行っており，内視鏡的大腸ポリープ・粘膜切除術において，病変検出を支援するプログラム医療機器を用いて実施した場合の加算が，病変検出支援プログラム加算として新設されました。

K721　内視鏡的大腸ポリープ・粘膜切除術　注3　病変検出支援プログラム加算　60点（600円）

　先進医療として実施された医療技術の保険導入として，粒子線治療の対象疾患が追加されます。陽子線治療について早期肺癌，重粒子線治療については，早期肺癌，局所進行子宮頸部扁平上皮癌，婦人科領域の臓器から発生した悪性黒色腫が追加されます。

4.10 保険医療材料・プログラム医療機器

2024（令和6）年度保険医療材料制度改革等における主な事項です。

まず，イノベーションに対する評価として，チャレンジ申請の対象拡大，経済性に優れた医療機器に対する加算の新設，希少疾患等に用いる体外診断用医薬品等に対する評価の見直し，プログラム医療機器の特性を踏まえた評価制度の導入などが行われました。

また，保険診療上必要な医療機器の安定供給の確保のための対応として，外国価格再算定における価格算出式の見直し，不採算品再算定の柔軟な対応，価格の下支え制度の導入を行っています。

以下，プログラム医療機器の使用に対する評価の見直しのうち主な事項をまとめます。

1）プログラム医療機器の使用に係る指導管理の評価

まず，健康管理等のために主に患者自らが使用するプログラム医療機器について特定保険医療材料として評価されることから，こうしたプログラム医療機器を用いた療養に係る指導管理に対する評価が，プログラム医療機器指導管理料として新設されました。

B005-14　プログラム医療機器等指導管理料　90点（900円）
　　　　注2　導入期加算　50点（500円）

2）プログラム医療機器についての評価療養の新設

このほか，新設する評価療養として，

・薬事上の第1段階承認を取得しているものの保険適用がされていないプログラム医療機器であって，市販後に承認事項一部変更承認申請等を行うことで第2段階承認を取得し，保険適用を目指しているもの

・すでに保険適用されているプログラム医療機器であって，保険適用されていない範囲における使用に係る有効性に関し，使用成績を踏まえた再評価

を目指すもの

について，保険診療と併用し使用可能とされました。

3）プログラム医療機器についての選定療養の新設

また，選定療養の新設として，高血圧治療補助アプリ等の主に患者自ら使用するプログラム医療機器の保険適用されている期間を超えた使用について，保険診療との併用を認め，選定療養として実施可能とされました。

4.11　新型コロナウイルス感染症に係る診療報酬上の取扱い等

令和6年度の診療報酬・介護報酬の同時改定において，恒常的な感染症対応への見直しを行うことや，新型コロナウイルス感染症の流行状況や医療提供体制の状況等を踏まえ，コロナ特例のうち，令和6年5月31日までに終了する取扱いと令和6年4月以降も当面の間継続する取扱いがあります。

詳しくは，「令和6年度診療報酬改定による恒常的な感染症対応への見直しを踏まえた新型コロナウイルス感染症に係る診療報酬上の取扱い等について（令和6年3月5日保険局医療課事務連絡）」等をご確認ください。

医療保険・保険診療のしくみとルール

1.1　保険診療

1.1.1　保険診療とは

　保険診療とは，健康保険法，国民健康保険法，高齢者の医療の確保に関する法律等に基づいて保険医療機関で行われる診療をいいます。そして，健康保険等に加入した被保険者またはその家族が，疾病または負傷のために保険医療機関で診療を受ける（療養の給付を受ける）場合，この診療に要した費用は原則，保険者からその保険医療機関に審査支払機関を通じて支払われるシステムになっています（被保険者等が窓口で支払う一部負担金を除く）。

　保険医療機関とは，健康保険を取り扱う診療を行うことを地方厚生（支）局長に申請し，指定された医療機関です。また，保険医療機関で保険診療を行う医師は，すべて保険医として地方厚生（支）局長により登録されていなければなりません。つまり，保険診療を行うためには，保険医療機関の指定と保険医の登録の両者が必要であり，これを保険診療の二重指定制といいます。

　保険診療上，守るべき具体的な診療方針などについては，健康保険法の規定に基づき定められた厚生労働省令である「保険医療機関及び保険医療養担当規則」（以下，療養担当規則または療担規則）に規定されています。詳しくは第2章で解説します。

保険給付の制限

　被保険者の自己の故意による犯罪行為やけんか，泥酔などの結果として保険医療機関で診療を受けようとした場合，保険給付が制限され，自費負担と

なることもあります（健康保険法第116条〜第120条）。また，療養担当規則においても「遅滞なく，意見を付して，その旨を全国健康保険協会又は当該健康保険組合に通知しなければならない」（療担規則第10条）と規定されており，このような場合に保険給付を行うか否かは保険者の裁量に委ねられています。

1.1.2 保険医とは

医師国家試験に合格し，医師資格を得ただけでは保険診療を行うことはできず，必ず保険医登録を受けなければなりません（図1）。そして，医師自身が保険医登録の申請を行う必要があります。

なお，登録申請は，診療に従事する保険医療機関の所在地を管轄する地方厚生（支）局長に行います（健康保険法第64条）。

保険医登録後，申請した事項に変更（ほかの都道府県への異動や氏名の変更など）があった場合には，すみやかにその変更事項について管轄する地方厚生（支）局長に変更届を提出しなければなりません。これらの手続きの詳細については，各地方厚生（支）局のホームページを確認してください。

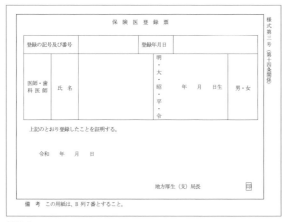

図1　保険医登録票（令和3年2月10日，厚生労働省令第三十号，様式第三号）

1.2 医療保険

1.2.1 医療保険の目的

　医療保険は，不測の事態に備えてあらかじめ皆でお金を出しあってそれをプールしておき，疾病などに罹患した際，各個人の医療費をプールした財源でカバーするという相互扶助の原理から成り立っています。多数の個人を，法律のもとで強制的に保険集団とするしくみを社会保険といいますが，医療保険は国民の疾病による生活の破綻を防止するためにつくられた社会保険制度といえます。

　この「保険事業を行うもの」を保険者，「保険料を支払い，保険給付の対象となるもの」を被保険者といいます。また，わが国の医療保険における給付は「医療機関にかかった際に診療行為として受け取る」という現物給付が主となっています。

　なお，医療保障の歴史としては，19世紀にドイツやフランスで始まった職業別の共済制度が端緒であるといわれています。そして，第2次世界大戦後に，職業の別を問わない1つの制度で対応する社会保険の方式が創設されました。わが国では，1905年の鐘紡と八幡製鉄所の共済組合の設立を端緒として，1922年に健康保険法が制定されました。続く1938年には国民健康保険法が制定され，戦後の高度経済成長期の1961年に国民皆保険が実現しました。

1.2.2 医療保険のしくみ

（1）被用者保険

　わが国の医療保険制度は，大別すると被用者保険と国民健康保険の2つに分類されます（図2）。

　被用者保険のうち給付規模の大きい保険として，特定の健康保険組合をもたない企業などで働く従業員が加入する全国健康保険協会管掌健康保険（協

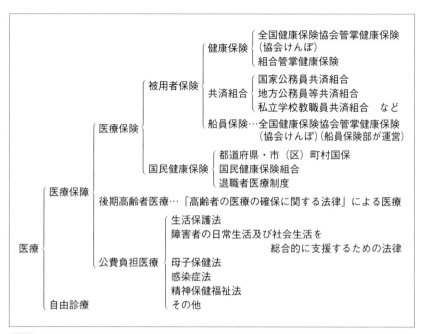

図2　医療保障の概要

会けんぽ)，ならびに特定の企業などによって運営されている組合管掌健康保険があり，これらは健康保険法によって運営されています。

　そのほかにも，国家公務員・地方公務員・私立学校教職員などを対象とした共済組合，船員およびその家族を対象とする船員保険といった被用者保険があり，それぞれ国家公務員共済組合法，地方公務員等共済組合法，日本私立学校振興・共済事業団法，船員保険法などにより運営されています。

（2）国民健康保険

　被用者保険や後期高齢者医療制度の適用者以外を対象とした医療保険が，国民健康保険です。都道府県と市町村が保険者となる都道府県・市町村国民健康保険や，建設業や医師など同種の自営業者によって組織される国民健康保険組合などがあり，国民健康保険法により運営されています。

国民健康保険制度の改革

　現在の都道府県・市町村国民健康保険は，もともと市町村により運営されていました（市町村国民健康保険）。しかし，保険料の負担の重さや財政運営の厳しさなどの構造的な課題を抱えていたため，国民健康保険制度の安定化，世代間・世代内の負担の公平化，医療費の適正化を目指し，制度の改革が行われました。

　2015年5月に施行された「持続可能な医療保険制度を構築するための国民健康保険法等の一部を改正する法律」（医療保険制度改革法）による改正後の「国民健康保険法」から，2018年より市町村の運営から都道府県と市町村の共同運営に変わりました。財政運営の責任主体は都道府県が担い，保険料の賦課・徴収や保険給付など身近な窓口業務は引き続き市町村が担うことになりました。

（3）後期高齢者医療制度

　75歳以上の後期高齢者に対する医療は，「高齢者の医療の確保に関する法律」に基づき，後期高齢者医療制度として2008年4月から提供されています。65歳以上75歳未満の前期高齢者についても，一定程度の障害状態にあれば後期高齢者医療制度の対象者と認定されることがあります。

　後期高齢者医療制度の運営主体は都道府県単位で，すべての市町村が加入する後期高齢者医療広域連合です。従来の老人保健制度では，現役世代と高齢者の費用負担関係が不明確とされていましたが，後期高齢者医療制度では現役世代と高齢者の分担ルールが明確化され（現役世代4割，高齢者1割，公費5割），保険料も都道府県ごとに高齢者全員で公平に負担できるよう改められました。

（4）医療保険のシステム

　わが国の医療保険は，図3のようなしくみになっています。

①国，都道府県，市町村，事業主が，保険者に対して国庫負担金などを納付する。

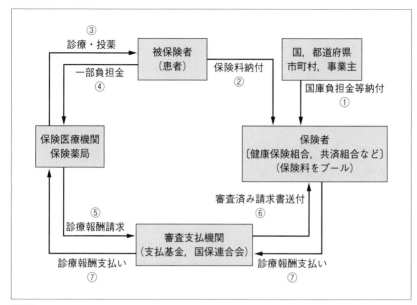

図3　医療保険のしくみ

②被保険者（患者）は保険料を健康保険組合などの保険者に納付する。
　（保険者は①，②をプールしておく）

③被保険者は全国の保険医療機関，保険薬局で診療，投薬を受ける。

④被保険者は③の診療，投薬を受けた際に，保険医療機関，保険薬局に一
　部負担金を支払う。

⑤保険医療機関などはレセプト（診療報酬明細書）を審査支払機関に提出
　し，診療報酬を請求する。

⑥審査支払機関での審査済みのレセプトは，保険者に送付される。

⑦保険者は⑤の通り，審査支払機関を通じて診療報酬を保険医療機関など
　に支払う。

したがって，医療保険は，

・被保険者からの保険料および一部負担金

・国，都道府県，市町村等の国庫負担金など

・事業主の保険料

の３つが収入となり，診療報酬という支出とのバランスをとりながら成り立っているといえます。

(5) マイナンバーカードの保険証利用

2021（令和３）年３月から，健康保険証はマイナンバーカードに一体化されることとなりました。令和６年12月２日以降，現行の保険証の発行が終了します。また，医療機関ではマイナンバーカードまたは健康保険証の記号・番号によるオンライン資格確認の導入が2023（令和５）年４月から義務化されました。これは，診療情報等の共有を通じてよりよい医療の提供につながることが期待されています。

1.2.3　わが国の医療保険の特徴を活かして

日本の医療保険制度の３本柱は，国民皆保険，フリーアクセス，現物給付です。フリーアクセスとは，被保険者は全国のどの医療機関でも自由に受診することができることをいいます。加えて，日本の医療保険はこれまで紹介してきた複数の医療保険制度から成り立っていますが，診療報酬はこれら制度によらず均一に保たれており，表１にあるように，被保険者の一部負担金割合なども属性ごとに均一に設定されています。また，被保険者が支払う一部負担金が高額になり過ぎないよう，一定の限度を超えた分の自己負担額が支給される高額療養費制度のようなしくみも整えられています（表２）。

このように被保険者にとってメリットの多いわが国の医療保険ではありますが，冒頭でも述べたように，財政をめぐる状況は非常に厳しく，現在の医療保険制度を維持していくうえで，医療費のさらなる適正化が求められています。読者である保険医の皆さんが，本書などを通じて保険診療についての理解を深めていただくことこそ，より充実した日々の保険診療，ひいてはより安定した保険医療制度の確立への礎となります。

表1 医療保険制度一覧

制度名		保険者	保険給付					
			医療給付					現金給付
			一部負担	高額療養費・高額医療・介護合算制度	入院時食事療養費*3	入院時生活療養費*3		
健康保険	一般被用者 協会けんぽ	全国健康保険協会	義務教育就学後から70歳未満　3割	次頁参照	(食事療養標準負担額) ・一般　1食につき490円 ・住民税非課税世帯　過去90日以内の入院期間　1食につき230円　過去1年間の入院期間が90日を超える場合　1食につき180円 ・特に所得の低い住民税非課税世帯　1食につき110円 ・小児慢性特定疾病児童等・指定難病の患者　1食につき280円	(生活療養標準負担額)()内は病状の程度が重篤又は常時集中的な治療を要する患者 ・一般(Ⅰ)　1食につき490円+1日につき370円 ・一般(Ⅱ)　1食につき450円+1日につき370円 ・住民税非課税世帯　1食につき230円+1日につき370円　過去1年間の入院期間が90日以内の場合　1食につき230円+1日につき370円　過去1年間の入院期間が90日を超える場合　1食につき180円+1日につき370円 ・特に所得の低い住民税非課税世帯　1食につき140円+1日につき370円 ・難病等の入院医療の必要性の高い患者　1食につき110円+1日につき370円　1食につき280円+1日につき0円 ※療養病床に入院する65歳以上の人が対象 ※住民税非課税世帯は食事療養標準負担額と同額		・傷病手当金 ・出産手当金 ・出産育児一時金 ・埋葬料　等
	組合	健康保険組合						
	健康保険法第3条第2項被保険者	全国健康保険協会	義務教育就学前　2割					
	船員保険	全国健康保険協会	70歳以上75歳未満　2割 (現役並み所得者*2　3割) (※)2014年3月31日以前に70歳になった被保険者等は、軽減特例措置のため1割					・出産育児一時金 ・埋葬料　等
各種共済	国家公務員	共済組合						
	地方公務員等							
	私学教職員	事業団						
国民健康保険	農業者、自営業者等	都道府県市(区)町村 国保組合		次頁参照	同上	同上 ただし、 ・老齢福祉年金受給者　1食につき110円		葬祭費　等
	被用者保険の退職者	都道府県市(区)町村						
後期高齢者医療制度*1		[運営主体]後期高齢者医療広域連合	1割負担 (現役並み所得者3割) 現役並み所得者以外の者2割					

(＊1) 後期高齢者医療制度の被保険者は、75歳以上の者および65歳以上75歳未満の者で一定の障害の認定を受けた者。
(＊2) 現役並み所得者は住民税課税所得145万円(月収28万円以上)以上の者(収入が高齢者複数世帯で520万円未満もしくは高齢者単身世帯で383万円未満の者は除く)。
(＊3) 2016年度改定で、流動食のみを経管栄養法により提供した場合は、これらより低い金額で算定することになった。

1.2 医療保険

表2　高額療養費制度

〔70歳未満〕

適用区分	ひと月の上限額 （世帯ごと）	3カ月以上高額療養費を 負担した場合
年収約1,160万円〜： 健保：標準報酬月額83万円以上 国保：年間所得901万円超	252,600円 + （医療費 − 842,000円）× 1%	140,100円
年収770〜約1,160万円： 健保：標準報酬月額53万〜79万円 国保：年間所得600万〜901万円	167,400円 + （医療費 − 558,000円）× 1%	93,000円
年収約370〜約770万円： 健保：標準報酬月額28万〜50万円 国保：年間所得210万〜600万円	80,100円 + （医療費 − 267,000円）× 1%	44,400円
〜年収約370万円： 健保：標準報酬月額26万円以下 国保：年間所得210万円以下	57,600円	44,400円
住民税非課税者	35,400円	24,600円

「年間所得」とは，前年の総所得金額および山林所得金額，ならびに株式・長期（短期）譲渡所得金額等の合計額から基礎控除（33万円）を控除した額（ただし，雑損失の繰越控除額は控除しない）のことを指す（いわゆる「旧ただし書所得」）。

〔70歳以上〕

適用区分		外来 （個人ごと）	ひと月の上限額 （世帯ごと）
現役並み	年収約1,160万円〜 標報83万円以上／課税所得690万円以上	252,600円 +（医療費 − 842,000）× 1%	
	年収770万円〜約1,160万円 標報53万円以上／課税所得380万円以上	167,400円 +（医療費 − 558,000）× 1%	
	年収約370万円〜約770万円 標報28万円以上／課税所得145万円以上	80,100円 +（医療費 − 267,000）× 1%	
一般	年収156万〜約370万円 標報26万円以下 課税所得145万円未満等	18,000円 〔年間上限144,000円〕	57,600円
非課税等 住民税	Ⅱ　住民税非課税世帯	8,000円	24,600円
	Ⅰ　住民税非課税世帯 （年金収入80万円以下など）		15,000円

（注）　1つの医療機関等での自己負担（院外処方代を含む）では上限額を超えないときでも，同じ月の別の医療機関等での自己負担を合算することができる。

1.3　関係法令

　保険診療を行い，診療報酬の請求をするにあたっては，健康保険法等の医療保険各法を遵守することは当然ながら，その他保健医療福祉に関する法律（医師法，医療法など）の規定もあわせて遵守する必要があります（図4）。それらの法律における主要な規定について解説します。

　まず，前提として法律の構成について説明します。

　法律とは図5のような関係になっており，法律の内容の詳細について政令や省令で，さらに詳細は告示で，さらに細かい運用については通知で示されることになっています。

1.3.1　医療法

　医療法は，医療の提供体制や医療を提供する施設（病院）などについて規定している法律です。終戦後間もない1948年に制定され，すでに70年以

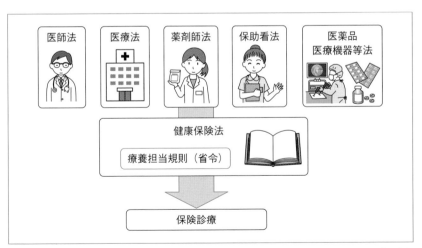

〔厚生労働省保険局医療課医療指導監査室：保険診療における指導・監査，集団指導用資料，
保険診療の理解のために：医科（令和3年度版），p.8，2021〕

図4　保険診療に関連する法律

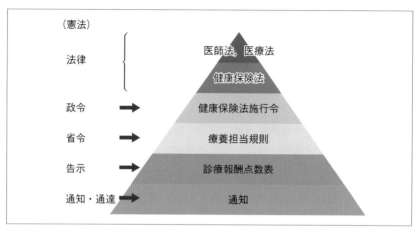

図5　保険診療の法体系

上が経過しています。これまでに，病院の施設基準などの整備，医療資源の地域偏在の是正や連携の推進を目指した医療計画制度の導入，特定機能病院や療養型病床群の制度化，医療計画制度の充実や見直しといった内容の改正がなされてきました。

　ここでは，近年の日本の医療提供体制の改革について，その根拠法となる医療法の改正の歴史を辿りながら解説していきます。

　社会保障・税一体改革の中において，「社会保障制度改革推進法」（平成24年法律第64号）の規定に基づく「社会保障制度改革国民会議」の報告書〔2013（平成25）年8月6日〕が取りまとめられました。そして，医療・介護を含む社会保障制度改革の全体像および進め方は，「持続可能な社会保障制度の確立を図るための改革の推進に関する法律」（平成25年法律第112号，以下：プログラム法）に規定されました。

　このプログラム法に基づく措置として，質が高く効率的な医療提供体制や地域包括ケアシステムを構築し，高度急性期から在宅医療・介護サービスまでの一連の医療・介護サービスを一体的・総合的に確保するため，2014（平成26）年6月に「地域における医療及び介護の総合的な確保を推進するための関係法律の整備等に関する法律」（平成26年法律第83号。以下，「医療

介護総合確保推進法」）が成立し，医療法，介護保険法等の関係法律の改正が行われました。

　医療・介護サービスの需要の増大・多様化に対応していくためには，患者それぞれの状態にふさわしい良質かつ適切な医療を，効果的かつ効率的に提供する体制を構築する必要があります。このため，医療介護総合確保推進法では，病床の機能の分化・連携を進めるとともに，地域医療として一体的に地域包括ケアシステムを構成する在宅医療・介護サービスの充実を図るための制度改正を行いました。

　具体的には，①病床機能報告制度（医療法第30条の13）を創設し，医療機関における病床の機能の現状と今後の方向性等について，都道府県は医療機関に報告を求め，提供されている医療の内容を把握したうえで，②都道府県において，地域の医療需要の将来推計や病床機能報告制度により報告された情報等を活用し，病床の機能ごとの将来の必要量等，地域の医療提供体制の将来のあるべき姿を地域医療構想として策定し，医療計画に新たに盛り込むこと（医療法第30条の4）により，地域ごとにバランスのとれた医療機能の分化・連携を進めることとしていました。また，これらの検討・調整を行うための地域医療構想調整会議が設置されました。

　2016（平成28）年度末までに，すべての都道府県において地域医療構想調整会議が開かれ，医療関係者，医療保険者など幅広い関係者が協議を行いながら，その達成に向けた対策の具体化を進め，地域医療構想の策定を完了しました。

　2018（平成30）年度から，地域医療構想を内容に含んだ第7次医療計画が開始し，医療計画と介護保険事業計画のサイクルの一致が図られました。

　2021（令和3）年5月に「良質かつ適切な医療を効率的に提供する体制の確保を推進するための医療法等の一部を改正する法律」（令和3年法律第49号）が成立・公布されました。同法において，地域の医療機関の外来機能の明確化・連携に向けて，データに基づく議論を地域で進めるため，外来機能報告等が医療法に位置づけられ，令和4年4月に施行することとされました。

　2023（令和5）年5月に「医療計画の見直し等に関する検討会」の検討

結果を踏まえて，新たな医療計画の作成指針を都道府県に提示しました。

2024（令和6）年度から第8次医療計画が開始することになります。

また，同時に，同法で整備された医師の働き方改革も開始することになります。

医療法に定められている医師・医療機関に対する規定の一部

インフォームド・コンセント（医療法第1条の4）

医師，歯科医師，薬剤師，看護師その他の医療の担い手は，医療を提供するにあたり，適切な説明を行い，医療を受ける者の理解を得るよう努めなければならないとされています。

病院，診療所（医療法第1条の5）

「20人以上の患者を入院させるための施設を有するもの」を病院といい，「患者を入院させるための施設を有しないもの，または19人以下の患者を入院させるための施設を有するもの」を診療所といいます。

病院は，患者に対して科学的かつ適正な診療を授けることを使命として組織され，運営されるべきであることが定められています。また，以下のような機能をもつ病院の類型についても，個別に規定されています。

①地域医療支援病院（医療法第4条）

かかりつけ医などを支援し，地域に必要な医療を確保する観点から位置づけられているものです。「国，都道府県，市町村，社会医療法人等が開設する病院であって，地域の医療機関による医療提供の支援（地域の医療機関からの紹介患者への医療提供，施設・設備の共同利用・開放化），救急医療の実施，地域の医療従事者の研修を行う能力があり，200床以上の病床数を有する病院」は都道府県知事の承認を得て，地域医療支援病院と称することができます。

②特定機能病院（医療法第4条の2）

高度の医療を提供する能力，高度の医療技術の開発および評価を行う能力，高度の医療について研修を行う能力，原則定められた16の診療科の標榜，400床以上の病床を有し，一定の人員および施設基準

などを満たす病院は，厚生労働大臣の承認を得て特定機能病院と称することができます。令和4年12月現在で日本全体で88病院となっています。

③臨床研究中核病院（医療法第4条の3）

　臨床研究中核病院とは，臨床研究の実施の中核的な役割を担うための病院です。特定臨床研究に関する計画の立案および実施する能力や，特定臨床研究に関する能力等を有し，10以上の診療科，400床以上の病床を有し，一定の人員および施設基準などを満たす病院は，厚生労働大臣の承認を得て臨床研究中核病院と称することができます。

入院診療計画書〔医療法第6条の4，医療法施行規則第1条の5，良質な医療を提供する体制の確立を図るための医療法等の一部を改正する法律の一部の施行について（平成19年3月30日　医政発0330010号（以下，医政局長通知））〕

　病院または診療所の管理者は，患者を入院させた際には，入院診療計画書を作成し，患者または家族に説明し，交付しなければなりません。その記載様式として，入院診療計画書の様式例が医政局長通知で示されています。この様式では，患者の氏名，病棟（病室），主治医の氏名，主治医以外の担当者名，病名，症状，治療計画，検査内容および日程，手術内容および日程，推定される入院期間，その他入院に関して必要な事項等を記載することになっています。

　注意したい点は，この医政局長通知で示された様式例と，診療報酬改定の際に保険局長から発出される通知である「基本診療料の施設基準等及びその届出に関する手続きの取扱いについて」（以下，保険局長通知）に示されている様式の項目に差があることです。具体的には①「在宅復帰支援担当者名」，②「特別な栄養管理の必要性」，③「在宅復帰支援計画」および④「総合的な機能評価」の4項目は，保険局長通知の様式のみに存在しています（p.112参照）。

　保険局長通知の別添6の＜通則＞には，別紙に関する記載の規定として，「医科診療報酬点数表に記載する診療等に要する書面等は別紙のとお

りである。なお，当該別紙は，参考として示しているものであり，示している事項が全て記載されていれば，当該別紙と同じでなくても差し支えないものであること」と記載されています。そのため，入院診療計画書の様式として，最低でもこの保険局長通知の別添6の別紙2に示されている事項の記載欄をすべて設けておく必要があります。例えば，②「特別な栄養管理の必要性」欄への記載は，入院基本料の算定要件となっているため様式に反映されています。

　一方，①「在宅復帰支援担当者名」欄と③「在宅復帰支援計画」欄は地域包括ケア病棟入院料（入院医療管理料）を算定する場合に記載が必要です。また，【A246 入退院支援加算 注8 総合機能評価加算等】を算定する場合，④「総合的な機能評価」欄への記載が必要です。①③④への記載は少数の算定項目の算定要件となっているのみなのですが，入院診療計画書にこれらの「欄」を必ず用意させる背景には，地域包括ケアシステムの推進を行っている厚生労働省が，①③④の情報について診療報酬上の評価の有無にかかわらず，医療者と患者・家族が共有すべき情報であると考えているためです。

　入院診療計画書の記載についての診療報酬点数表上の規定については，第2章で詳しく解説します。

医療の安全の確保（医療法第6条の10～12）

　医療法では，「病院等の管理者が医療の安全を確保するための措置を講じなければならない」と定めています。

　また，2015（平成27）年10月から医療事故調査制度が施行され，医療事故（当該病院等に勤務する医療従事者が提供した医療に起因し，または死産を予期しなかったものとして厚生労働省令で定めるもの）が発生した場合は，遅滞なく医療事故調査・支援センターに報告する必要があります。あわせて，速やかにその原因を明らかにするために必要な医療事故調査を行わなければなりません。

病床の種別（医療法第7条）

　医療法では病床の種別を定めており，精神病床，感染症病床，結核病

床，療養病床，一般病床の５種類があります。例えば療養病床とは「病院または診療所の病床のうち，主として長期にわたり療養を必要とする患者を入院させるためのもの」と規定されています。

医療監視（医療法第25〜29条）

　都道府県知事などは，必要に応じて医療監視員に病院・診療所などに立ち入り，人員，清潔保持の状況，構造設備，診療録その他の帳簿書類を検査させることができます。この結果をもとに，不適切な点が認められた場合には，施設の使用制限，施設の使用前検査，管理者の変更命令，病院の開設許可の取消，閉鎖命令などを行い，医療内容の向上を図っています。

医療計画（医療法第30条の４）

　都道府県において地域で必要な医療体制を確保するため，都道府県知事は医療計画を定めることになっています。令和６年度からの第８次医療計画（2024〜2030年）においては，医療圏の設定や，基準病床数の設定を行い，医療機関相互の機能分担および連携，５疾病６事業（がん・脳卒中・急性心筋梗塞・糖尿病・精神疾患，救急医療・災害医療・新興感染症医療・へき地医療・周産期医療・小児医療）および在宅医療ごとの医療の確保，医療従事者の確保その他について，医療圏ごとに定めることになっています。

医療法人，社会医療法人（医療法第39条，第42条の２）

　医療法では，医療が営利を目的として行われることを禁止しています（医療法第７条）。そのため，会社組織で医業経営を行うことは認められていませんが，病院のように人的，物的に厳格に規制されているものを個人経営することは困難を伴うため，この医療法人制度が設けられています。これにより，病院などが比較的容易に法人格を得て，資金の集積を容易にし，医業の永続性と医療の普及向上が図られています。また，常勤の医師（または歯科医師）が１人または２人しかいない診療所についても，いわゆる"１人医師医療法人化"が認められています。さらに，より公益性の高い医療を担うものとして社会医療法人という法人類型があります。

　また，医療機関相互の機能の分担および業務の連携を推進し，地域医療

構想を達成するための1つの選択肢として，地域医療連携推進法人が設けられています。これは，地域において医療機関同士の競争よりも協調を進め，地域において質が高く効率的な医療提供体制を確保することを目的としています。

1.3.2　医師法

医師の職務や資格などを規定している法律が医師法です。無資格医業，無診察治療，診療録記載義務違反などには罰則が設けられています。

医師法に定められている医師に対する規定の一部

業務独占，名称独占（医師法第17条，第18条）

医師でなければ，医業を行ってはいけません。これを業務独占といいます。また，医師でなければ，医師またはこれに紛らわしい名称を用いてはいけません。これを名称独占といいます。ここでいう医業とは，「反復継続の意思をもって医療行為を行うこと」です。そして，医療行為とは，「人の疾病の診察・治療・予防など，医師の医学的判断および技術をもって施すものであって，しかも人体に危害をおよぼし，または危害をおよぼすおそれのあると考えられるすべての行為」をいいます。

診療義務（応召義務）および診断書等交付義務（医師法第19条）

診療に従事する医師は，正当な事由がない限り，診療に応じなければなりません。また，求めに応じて診断書，出生証明書などの証明文書を交付しなければなりません。

無診察治療等の禁止（医師法第20条）

医師は，自ら診察をしないで治療を行ったり，証明文書などを交付したりしてはいけません。

診療録に関する義務（医師法第24条）

医師は，診察をしたときは，遅滞なく診療に関する事項を診療録（カルテ）に記載しなければなりません。診療録への記載事項は，

①診療を受けたものの住所，氏名，年齢，性別

②病名および主要症状

③治療方法（処方および処置）

④診療の年月日

です。

　また，診療録は5年間の保存義務があります。診療録の記載，保存については療担規則にも定められています。詳しくはp.73で解説します。

1.3.3　健康保険法・国民健康保険法等

　「1.2 医療保険」で述べたように，医療保険は健康保険法や国民健康保険法などのいくつかの法律に基づいて制度が構築されています。

　日本の法令の法体系は，上位から憲法，法律，政令，省令，告示，通達・通知となっており，療養担当規則は省令，診療報酬点数表は告示であり，法律効果が発生するものです。したがって，保険診療を行うにあたっては，健康保険法などに基づき定められた省令である療養担当規則を遵守しなければなりません（健康保険法第70条）。なお，通知（または通達）は法令の解釈，運用・行政執行の方針など，より具体的内容を示すものです。さらに，事務連絡があり，通知の補足や訂正に使用されます。また，保険診療に要した費用については，診療報酬点数表や薬価基準・材料価格基準に基づいて算定・請求することになります。診療報酬点数表とは，告示である「診療報酬の算定方法」の別表を指します。

　さて，診療報酬点数表では，診療行為の区分ごとに定められた項目と点数（1点の単価を10円として計算），およびそれを算定するための要件が規定されています。また，国民健康保険法などのほかの医療保険についても，健康保険法と同様に診療報酬点数表に基づいて算定・請求することになっています。

1.3.4 医薬品，医療機器等の品質，有効性及び安全性の確保等に関する法律

医薬品，医薬部外品，化粧品および医療機器に関し，主に製造，流通，販売について規制し，これらの品質，有効性，安全性を確保することを目的とした法律が「医薬品，医療機器等の品質，有効性及び安全性の確保等に関する法律」（医薬品医療機器等法）です。

すなわち，厚生労働大臣は医薬品などの製造販売について申請があったときには，名称，成分，分量，用法・用量，効能・効果，性能，副作用などを審査して，品目ごとに製造販売の承認を与えます。

なお，保険診療を行ううえでは，同法に基づく投薬，注射の適応を遵守し，また同法に基づく承認を受けた医療機器を使用して診療を行うことが大切です。

1.3.5 介護保険法

社会全体で高齢者介護を支えるしくみである介護保険制度の根拠法が，介護保険法です。介護保険サービスのうち医療系のサービスについては，原則として，介護保険からの給付が医療保険からの給付より優先されることになっています（健康保険法第55条）。

ただし，「別に厚生労働大臣が定める場合については，医療保険から給付できる」（医療保険と介護保険の給付調整）こととされていますので，要介護認定を受けた65歳以上の高齢者など，要介護被保険者などである患者に保険診療を行う場合には，医療保険への請求ができるかどうかについて注意が必要です。詳しくは第4章を参照してください。

1.4　保険診療のルール

1.4.1　診療録（カルテ）

（1）一般的事項

1）定義

　診療録（カルテ）は医師の日常診療と切り離すことのできない書類です。診療録というものがどのように定義され，どのように扱われるものか，関係法令と照らし合わせてみてみましょう。

　まず，医師の身分法として皆さんが遵守しなければならない医師法では，第24条にて「医師は，診療をしたときは，遅滞なく診療に関する事項を診療録に記載しなければならない」と定めています。つまり，診療録とは「診療に関する事項を記載するもの」であると定義されています。同じく第24条では診療録の保存について，医療機関にて5年間保存しなければならないと定めています。すなわち，診療録の所有権は医療機関にあり，医師のメモとして扱うものではないということです。ですから，たとえ皆さん自身が診療にあたっている患者の診療録であっても，勝手に院外に持ち出したり，コピーをとったりしてはいけません。また，当然のことながら，診療上知りえたことについては守秘義務があります（刑法第134条）。

　医師法施行規則の第23条では，診療録の記載事項について次のように定めています。

【医師法施行規則に定めのある診療録への記載事項】

　　・診療を受けた者の住所，氏名，性別および年齢

　　・病名および主要症状

　　・治療方法（処方および処置）

　　・診療の年月日

2）保険診療上の取り扱い

　次に，保険診療上の診療録の取り扱いについてみてみましょう。療担規則

では，診療録には診療に関し「必要な事項を記載」することと述べていますが，そのほかにも医師法では触れていないことについて述べていますので，以下にまとめます。

【療担規則に定めのある診療録に関する規定】

保険診療以外の診療に関わる診療録との区別（療担規則第8条）

　健康診断等の自費診療に関わる診療の記録は，保険診療の診療録と区別して記載する必要があります。

診療録，および，それ以外の記録の保存年限（療担規則第9条）

　診療録は診療報酬請求の根拠となるものです。万が一，診療録に記載されていないものが診療報酬請求されていれば，不正請求とも疑われかねません。

　診療録においては療養の給付の完結の日から5年間，それ以外の記録（X線写真などを含む）は，その完結の日から3年間保存しなければなりません。

標準様式を定めている（療担規則第22条）

　様式第一号（一）と称する様式を定め，本様式，もしくはそれに準ずる様式を用いることとしています。様式第一号（一）の1には，受診者の氏名，生年月日をはじめ，傷病名等を記載します（図6）。さらに，日常診療の記録は様式第一号（一）の2の様式に記載しなければなりません（図7）。また，様式第一号（一）の3には，診療の点数を記載します（図8）。これらの標準様式のほか，看護記録や検査結果などを一緒にとじているところも多いと思いますが，明確に区別されてあればそれ自体は特に差し支えありません。

（2）傷病名

　ここでは療担規則で定めている診療録の様式第一号（一）の1，つまり，診療録の表紙の傷病名欄に記載する病名について説明します（図2）。なぜ，診療録の傷病名を取り上げるかというと，特に電子カルテでは，診療報酬請求の際にレセプト（診療報酬明細書）にそのまま記載されることになるから

様式第一号(一)の1(第二十二条関係)

診 療 録

| 公費負担番号 | | | | | | 保 険 者 番 号 | | | | | |

| 公費負担医療
の受給者番号 | | | | | |

被保険者手帳 記号・番号　　　　　　・　　　　　　　　(枝番)

被保険者証　有効期限　令和　　年　　月　　日

被保険者氏名

受診者	氏　　名		資 格 取 得	昭和 平成 令和　　年　　月　　日
	生年月日	明 大 昭 平 令　　年　月　日生　男・女	事業所（船舶所有者）	所 在 地　　　電話　　局　　　番
	住　　所	電話　　局　　番		名　　称
	職　　業	被保険者との続柄	保険者	所 在 地　　　電話　　局　　　番
				名　　称

傷　病　名	職務	開　　始	終　　了	転　　帰	期間満了予定日
	上・外	年 月　日	年 月　日	治ゆ・死亡・中止	年 月　日
	上・外	年 月　日	年 月　日	治ゆ・死亡・中止	年 月　日
	上・外	年 月　日	年 月　日	治ゆ・死亡・中止	年 月　日
	上・外	年 月　日	年 月　日	治ゆ・死亡・中止	年 月　日
	上・外	年 月　日	年 月　日	治ゆ・死亡・中止	年 月　日
	上・外	年 月　日	年 月　日	治ゆ・死亡・中止	年 月　日
	上・外	年 月　日	年 月　日	治ゆ・死亡・中止	年 月　日

傷病名	労 務 不 能 に 関 す る 意 見		入 院 期 間	
	意見書に記入した労務不能期間	意 見 書 交 付		
	自　　月　　日 至　　月　　日　　日間	年　　月　　日	自　月　日 至　月　日	日間
	自　　月　　日 至　　月　　日　　日間	年　　月　　日	自　月　日 至　月　日	日間
	自　　月　　日 至　　月　　日　　日間	年　　月　　日	自　月　日 至　月　日	日間

| 業務災害、複数業務要因災害又は通勤災害の疑いがある場合は、その旨 | |

| 備考 | | 公費負担者番号 | | | | | |
| | | 公費負担医療
の受給者番号 | | | | | |

図6　様式第一号（一）の1

様式第一号(一) の2(第二十二条関係)

既 往 症・原 因・主 要 症 状・経 過 等	処 方 ・ 手 術 ・ 処 置 等

図7　様式第一号（一）の2

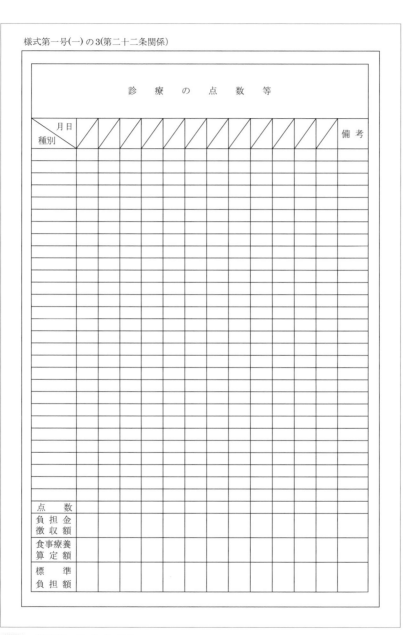

様式第一号(一)の3(第二十二条関係)

図8 様式第一号（一）の3

1.4

保険診療のルール

です。

　医療機関から提出されたレセプトは，審査支払機関（p. 209参照）とよばれる組織で「請求の内容が妥当であるか」の審査を受けますが，その際，請求された療養の給付（診療内容）の妥当性を判断する情報が傷病名になります。ですから，診療録に傷病名を記載するときには，そういったことを意識する必要があります。もし，レセプトの請求内容を説明するうえで傷病名のみでは不十分と考えられる場合には，レセプトの摘要欄に請求の根拠を記載するか，症状詳記（病状説明）を作成してください。

【傷病名を記載するときの注意点】

医学的に妥当・適切であること

　当然のことながら，最も重要なことです。

診療開始年月日を記載すること

　傷病名を記載したときには，必ず正確な診療開始年月日を記載してください。診療開始年月日については，その傷病名の発生日ではなく，「当該医療機関における診療の開始日あるいは診断日」を記載します。

傷病名を整理すること

　診察時に診断がつかず，疑い病名や症状・状態名が記載されることはありますが，それがそのまま長期間放置されるのは問題があります。また，同一傷病名が（診療開始月が異なって）2カ所に記載されたもの，急性疾患の疾患名や疑い病名が長期間にわたりつけられているのも医学的に妥当とはいえません。こういった傷病名については，適宜，終了年月日とともに転帰（治ゆ／死亡／中止）を記載するよう心がけてください。なお，この際，診療録の中の傷病名欄の記載内容は，あとで判読できないような方法で消去してはいけません。傷病名そのものは削除せず，残しておきましょう。

レセプト病名は記載しないこと

　レセプト病名（保険病名）とは，査定を免れるために実態のない傷病名をレセプトに記載することをいいます（p. 192参照）。レセプト病名が数多くあるようでは，それを記入した医師，請求した医療機関に対する信頼

が大きく損なわれることになりえます。また，詳細な個別の点数項目まで
わかる明細書発行の義務化が拡大されたり，レセプト開示が認められる
ようになり，明細書やレセプトをみた患者から「自分はこんな病気ではな
かったはずだ」と訴えられる可能性もあります。繰り返しになりますが，
レセプトの請求内容を説明するうえで傷病名のみでは不十分と考えられる
場合には，レセプトの摘要欄に請求の根拠を記載するか，症状詳記（病状
説明）を作成してください。

（3）記載および訂正の方法

「診療報酬請求書等の記載要領等について」（昭和51年8月7日保険発第
82号，最終改正：令和4年3月25日 保医発0325第1号）の別紙2に診療
録等の記載上の注意事項が書かれていますが，以下の点に注意し，患者に開
示しても誤解を受けない内容となるよう記載してください。

診療録の記載・訂正にあたる注意点

診療の都度記載すること

診療録の記載については，医師法第24条，療担規則第8条，第22条に
も規定されているように，医師（保険医）の重要な責務です。診療時ある
いは診療後，速やかに診療内容の記載をすることを常に心がけましょう。
どんなに忙しくても患者の診療をおろそかにできないのと同じように，診
療録の記載もおろそかにならないように気をつけてください。また，看護
記録に書いてあるから診療録に記載しなくてもよいということにはなりま
せん。看護記録は診療補助記録であり，診療録にはあたりません。

読みやすい記録を心がけること

診療録は単なる医師のメモではありません。患者にとっては，大事な身
体状態の記録ですし，次にその患者を担当する医師などにとっても非常に
重要な情報源となります。また，保険診療上では診療報酬請求の根拠とも
なるものです。そもそも，診療録に限らず他人が判読できないようなもの
は記録とはよべません。判読困難な指示内容などが，医療事故のもとにな
りかねないということは容易に想像できるでしょう。

また，療担規則で定めている様式第一号（一）の２のように，病状の経過や治療計画などの評価の部分と，実際に施行した投薬や検査の内容は明確に分けて記載するようにしてください。略語は控えるようにしてください。

記録内容を整理すること

初診時に現病歴，既往歴，身体学的所見を記載し，退院時にサマリーを記録するといったことは基本的なことですが，そのほかにも，診療が長期にわたる場合には，適宜サマリーを記録するように心がけましょう。また，治療方針の変更などの際にはあらためて診療計画を記載するようにしてください。

なお，診療録を更新する際には，診断名をはじめ，現病歴やこれまでの経過の要約を必ず転記するようにしてください。そのほか，複数の医師が診療にあたるとき，またはその可能性があるときは，その都度診療した医師が記名押印または署名をするようにし，診察した医師がわかるようにしてください。また，記録を修正する場合，訂正前の記載内容が判別できるように，鉛筆でなくペンまたはボールペンを用いるようにし，二重線で訂正してください。修正液は修正前の記載内容が判別できませんので，使用しないでください。

（4）電子カルテ（医療情報システム）

1）法的な位置づけと運用方針

いまや電子カルテのみならず，複数の部門システム（検査オーダーや画像，医事会計など）が組み合わさって１つの医療情報システムを構築している医療機関が増えてきています。

このような電子カルテなどの法的な位置づけとその運用方針については「民間事業者等が行う書面の保存等における情報通信の技術の利用に関する法律」，および「厚生労働省の所管する法令の規定に基づく民間事業者等が行う書面の保存等における情報通信の技術の利用に関する省令」により規定されています（e-文書法）。

具体的には，同省令における「電磁的記録の保存を行う場合の基準として講じなければならない措置」として，以下の3条件を満たすこととされています。

【医療情報システムに対する要件】

①真正性の確保

- ・虚偽入力，書き換えなどの防止
- ・作成の責任の所在を明確にすること

②見読性の確保

- ・肉眼で見読可能な状態に容易にできること
- ・ただちに書面に表示できること

③保存性の確保

- ・法令に定める期間内，復元可能な状態で保存すること

２）医療情報システムの安全管理に関するガイドライン

　厚生労働省から示されている「医療情報システムの安全管理に関するガイドライン」は，法令などに適切に対応するため，技術的に，また運用管理上必要な対策を示したものです。2023（令和5）年5月に示された第6.0版では，前版から構成の大幅な改定がありました。

　本文を，概説編，経営管理編（医療機関等の経営層向け），企画管理編（企画管理者向け）およびシステム運用編（実務担者向け）に分け，それぞれの読者に求められる遵守事項とその考え方を示しています。また，医療機関が実際にサイバー攻撃を受け，被害が出ている実態を踏まえ，内容についても見直しが行われました。Q＆Aも出ており，ガイドライン全体を詳しく解説しています。今後も随時内容が見直されるため，本ガイドラインを利用する場合は，最新の版であることに十分留意してください。

　医療情報システムの留意点について少し触れます。

　長時間離席する際に，正当な利用者以外の者による入力のおそれがある場合には，クリアスクリーン等の対策を実施するようお願いします。

　また，2027（令和9）年度時点で稼働していることが想定される医療情

報システムを，今後新規導入または更新に際しては，二要素認証を採用するシステムの導入，またはこれに相当する対応を行うこととされています。

パスワードは以下の要件が定められています。

- 英数字，記号を混在させた13文字以上の推定困難な文字列
- 英数字，記号を混在させた8文字以上の推定困難な文字列を定期的に変更させる（最長でも2カ月以内）
- 二要素以上の認証の場合，英数字，記号を混在させた8文字以上の推定困難な文字列。ただしほかの認証要素として必要な電子証明書等の使用にPIN等が設定されている場合には，この限りではありません。

3）電子カルテの使用にあたって

保険診療において電子カルテを使用する場合には，規定を遵守するとともに，紙カルテの場合と同様，療担規則に定められた診療録の取り扱いのルールをきちんと守るようにしてください。保険診療の診療録は保険請求の根拠となるものですから，必要事項を確実に記録することが必要です。

また，各部門にわたる医療情報システムが構築されているとしても，医療機関によっては，すべての電子媒体が診療録の原本と位置づけられているわけではないことにも注意しておく必要があります。

添付または貼付することになっている各種の文書については，患者やその家族の署名が必要なものがあります。例えば，その1つである入院診療計画書の保存について考えてみましょう。ある医療機関では，入院診療計画書の写しの紙媒体のスキャンを行い，電子カルテ上で見ることができるようになっているものの，実際には規定上，紙媒体を原本としており，別途つづっておくことを必須としています。一方，別の医療機関では，紙媒体にスキャンを行って電子署名とタイムスタンプを付したうえで電子媒体を原本としている（紙媒体は一定期間保管後，廃棄）場合もあります。

勤務先の医療機関において，どのように医療情報が取り扱われており，どのように情報を保存することが求められているのか，いま一度院内の管理運用規程などをよく確認しましょう。

4）不具合を発見した場合

ところで，医療情報システムの運用は医療の効率化・共同化に貢献するものであり，以前と比べ診療情報の記録と検索が大変便利になった面もありますが，半面，人のチェックを経ない各種の自動化によるブラックボックス化が進み，プログラムの不具合などがあった場合には，診療報酬の誤請求などの問題が増大してしまう危険性も秘めています。さらには診療報酬請求の問題にとどまらず，薬剤の誤投与など，医療安全の問題にもつながりかねない場合もありえます。

したがって，電子カルテなどの医療情報システム上の不具合を発見した場合には，院内の情報管理責任者に伝えて対処を求めることは当然ですし，ある操作手順がヒューマンエラーを引き起こしやすくなっているような場合にも，エラー防止対策を講じるなど，継続的な改善活動が必要です。

1.4.2　処方箋

（1）処方箋の記載に関する注意事項

保険診療で院外処方箋を出す場合，院外処方箋の記載についていくつか注意点があります。

まず，患者の氏名，生年月日，性別，区分を記載する必要があります。処方欄については，投薬すべき医薬品名，分量，用法および用量などを記載し，特に，内服薬は服薬回数など，外用薬は使用部位・回数など，用法・用量について第三者にわかりやすいように記載する必要があります（図9）。そして，余白が生じた際は，斜線などにより余白である旨を表示しなければいけません。これは，患者あるいは第三者が処方欄に加筆をしないようにするためです。また，処方の記載については，誰もが判読できるよう院内の約束処方のように省略や記号などの記載は避けなければいけません。なお，一般名処方が普及したことにより，オーダーリングシステムに医薬品名を入力すると自動的に一般名に変換されたりすることも多いと思いますが，処方内容について誤りがないか，よく確認してください。

1) レバミピド錠 100 mg	1回1錠	1日3回　朝昼夕食後	14日分
2) ファモチジン 口腔内崩壊錠 20 mg	1回1錠	1日1回　就寝前	14日分
医薬品名	分量	用法・用量	服用日数

医 薬 品 名：一般的名称に剤形および含量を付加（一般名処方）した記載，または薬価基準に
　　　　　　記載されている商品名を記載
用法・用量：日本語で明確に記載
服 用 日 数：実際の投与日数を記載

図9　処方箋の書き方（外来）

　そのほか，保険医療機関の所在地および名称，電話番号，保険医氏名，交付年月日，処方箋の使用期間などの記載が定められています。

　2018（平成30）年度診療報酬改定では，分割調剤の手続きの明確化・合理化を図る観点から，「分割調剤に係る処方箋様式（別紙）」が追加されたほか，具体的な取り扱いが明確にされました。具体的には，分割指示に係る処方箋を発行する場合，分割の回数は3回までとされているほか，患者に対し，調剤を受けるたびに，記載された回数に応じた処方箋および別紙を保険薬局に提出するよう指導することなどが必要となります。なお，受付保険薬局の情報において，1枚目の処方箋が処方箋の使用期間内に受けつけられたことが確認できない場合には，当該処方箋は無効としなくてはなりません。

　また，2022（令和4）年度診療報酬改定では，症状が安定している患者について，医師の処方により，医師および薬剤師の適切な連携のもと，一定期間内に処方箋を反復利用できるリフィル処方箋のしくみを設けることとなり，これまでの処方箋様式に，リフィル処方が可能であるかどうか記載する欄とリフィル処方箋の使用回数について記載する欄が設けられました（図10）。

処　方　箋

（この処方箋は、どの保険薬局でも有効です。）

様式第二号（第二十三条関係）

| 公費負担者番号 | | | | | | | | 保険者番号 | | | | | | | |

| 公費負担医療
の受給者番号 | | | | | | | | 被保険者証・被保険
者手帳の記号・番号 | ・ | （枝番） |

患者	氏　名		保険医療機関の 所在地及び名称	
	生年月日	明 大 昭 平 令　　年　月　日　男・女	電　話　番　号 保 険 医 氏 名 ㊞	
	区　分	被保険者　　被扶養者	都道府県番号　点数表 番号　医療機関 コード	

| 交付年月日 | 令和　年　月　日 | 処方箋の
使用期間 | 令和　年　月　日 | 特に記載のある場合
を除き、交付の日を含
めて4日以内に保険薬
局に提出すること。 |

| 処
方 | 変更不可
（医療上必要）　患者希望 | 個々の処方薬について、医療上の必要性があるため、後発医薬品（ジェネリック医薬品）
への変更に差し支えがあると判断した場合には、「変更不可」欄に「レ」又は「×」を記
載し、「保険医署名」欄に署名又は記名・押印すること。また、患者の希望を踏まえ、先
発医薬品を処方した場合には、「患者希望」欄に「レ」又は「×」を記載すること。 |
| | | リフィル可　□　（　　　回） |

| 備
考 | 保険医署名 | 「変更不可」欄に「レ」又は「×」を記載
した場合は、署名又は記名・押印すること。 |
| | 保険薬局が調剤時に残薬を確認した場合の対応（特に指示がある場合は「レ」又は「×」を記載すること。）
□保険医療機関へ疑義照会した上で調剤　　　　　□保険医療機関へ情報提供 |

| 調剤実施回数（調剤回数に応じて、□に「レ」又は「×」を記載するとともに、調剤日及び次回調剤予定日を記載すること。）
□1回目調剤日（　　年　月　日）　□2回目調剤日（　　年　月　日）　□3回目調剤日（　　年　月　日）
次回調剤予定日（　　年　月　日）　　次回調剤予定日（　　年　月　日） |

| 調剤済年月日 | 令和　年　月　日 | 公費負担者番号 | |

| 保険薬局の所在地
及　び　名　称
保険薬剤師氏名　㊞ | 公費負担医療の
受 給 者 番 号 | |

備考　1．「処方」欄には、薬名、分量、用法及び用量を記載すること。
　　　2．この用紙は、A列5番を標準とすること。
　　　3．療養の給付及び公費負担医療に関する費用の請求に関する命令（昭和51年厚生省令第36号）第1条の公費負担医療については、「保険医療機関」とある
　　　　のは「公費負担医療の担当医療機関」と、「保険医氏名」とあるのは「公費負担医療の担当医氏名」と読み替えるものとすること。

図10　様式第二号

（2）一般名処方

　昨今の厳しい医療保険財政の状況から，投薬，処方箋の交付または注射を行うにあたっては「後発医薬品の使用を考慮するとともに，患者に後発医薬品を選択する機会を提供すること等，患者が後発医薬品を選択しやすくするための対応に努めなければならない」とされています（療担規則第20条第2号ニ）。

　さらに，後発医薬品の使用促進のため環境整備をよりいっそう図る観点から，診療報酬点数表でも後発医薬品のある医薬品について，医師が製造販売している医薬品メーカーの違いなどによる個別の品名を指定せずに，厚生労働省医薬・生活衛生局医薬品審査管理課から通知された薬剤の一般的名称（一般名）に，剤形および含量を付加して記載した形で処方を行った場合には，処方箋料に加算（一般名処方加算1，2）が設けられています。

　処方箋でも後発医薬品への変更調剤（保険薬局において処方医に事前に確認することなく含量違い，または，類似する別剤形の後発医薬品に変更して調剤すること）を認めない場合，すなわち個々の医薬品について後発医薬品（ジェネリック医薬品）への変更に差し支えがあると判断した場合には，それぞれ変更不可欄に「✓」または「×」を記載し，保険医署名欄に署名，または記名・押印することとなっています。また，2024（令和6）年度診療報酬改定では，患者の希望により先発医薬品を処方した場合について記載することになりました。

（3）薬剤の投与期間

　内服薬および外用薬について，承認後1年を経ていない新医薬品のほか，麻薬，向精神薬の一部などは投与期間に上限が設けられています（療担規則及び薬担規則並びに療担基準に基づき厚生労働大臣が定める掲示事項等の第十「厚生労働大臣の定める注射薬等」）。該当する品目は随時更新されていますので，処方にあたっては薬剤師に確認するか，各医薬品のインタビューフォームおよび添付文書，あるいは当該医薬品の製造販売元の医薬品メーカーに直接確認してください。

　もちろん，投与期間の上限が設けられていない医薬品であっても無制限に

投与できるものではなく，医学的に必要な期間に限って投与すべきであることはいうまでもありません。

　また，注射薬については通常，医療機関内で用いられるものですが，「厚生労働大臣の定める注射薬等」に記載されている注射薬に限り在宅での使用が認められています（p.248参照）。こちらも随時更新されますので，在宅での使用が認められている注射薬に該当する品目は，薬剤師に確認するか，各医薬品のインタビューフォームおよび添付文書，あるいは当該医薬品の製造販売元の医薬品メーカーに直接確認してください。

（4）処方箋の使用期間

　療担規則では，特別の場合を除き，交付の日を含めて4日以内に使用することとしていますので，院外処方箋を交付する際には患者にその旨を説明する必要があるでしょう（療担規則第20条第3号イ）。

（5）医薬分業について

　医薬分業とは，「医師が患者に処方箋を交付し，薬局の薬剤師がその処方箋にもとづき調剤を行い，医師と薬剤師がそれぞれの専門分野で業務を行うことで患者本位の医療を実現することを目的とするもの」です。

　患者がかかりつけ薬局をつくることにより，薬剤師が薬歴の管理を行うことで，複数診療科受診による重複投与や薬物間の相互作用の有無などを薬剤師が確認でき，薬物療法の有効性や安全性が向上するといったメリットがあります。

　したがって，もし交付した処方箋に対して保険薬剤師から照会があった際には，医師は適切に対応しなくてはいけません（療担規則第23条第2号）。また，保険医が特定の保険薬局において調剤を受けるべき旨の指示等を行ったり，その見返りに金品等を収受することは禁じられています（療担規則第2条第5号）。

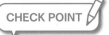

CHECK POINT 向精神薬等は残薬や重複処方の把握を

　投与期間に上限が設けられている麻薬や向精神薬を処方するときには，患者にすでに処方した医薬品の残量と，ほかの医療機関で同一医薬品の重複処方があるかどうかを患者に確認し，医師が診療録にその結果を記載しなければなりません。これは，診療報酬点数表ではなく，療養担当規則の通知で決められており，記載されていないことが多いので気をつけましょう。

1.4.3　保険外併用療養費制度

　保険外併用療養費制度は，先進医療や医薬品の治験にかかる診療などが該当する「評価療養」，予約診療，緊急ではない診療時間外診療，特別の病室の提供や制限回数を超える医療行為などが該当する「選定療養」，「困難な病気と闘う患者からの申出を起点として，国内未承認医薬品等の使用や国内承認済みの医薬品等の適応外使用などを迅速に使用できるようにし，患者の治療の選択肢を拡大するもの」と定義されている「患者申出療養」があります。

　評価療養，選定療養および患者申出療養については，次のような取り扱いが定められています。

【評価療養，選定療養および患者申出療養の取り扱い】

　医療機関における掲示

　　この制度を取り扱う医療機関は，院内の患者の見やすい場所に，具体的な評価療養，選定療養，または患者申出療養の内容と費用などについて掲示をし，患者が選択しやすいようにすることとなっています。

患者の同意

　医療機関は，事前に評価療養，選定療養，または患者申出療養にあたる治療内容や負担金額などを患者に説明をし，同意を得ることになっています。患者側にも，評価療養，選定療養，または患者申出療養についての説明をよく聞くなどして，内容について納得したうえで同意することが求められます。

領収書の発行

　評価療養，患者申出療養，または選定療養の各費用については，領収書を発行することとなっています。

（1）評価療養

　評価療養は，「厚生労働大臣が定める高度の医療技術を用いた療養，その他の療養であって，将来的に保険給付の対象として認めるかどうかについて，適正な医療の効率化を図る観点から評価を行うことが必要な療養として厚生労働大臣が定めるもの」をいい，基礎的な部分を保険外併用療養費として保険給付する制度です。医療機関と医師には，患者に不当な自己負担が生じないようその内容や費用を明確化するとともに，それらの情報の院内での掲示などを義務づけています。

【評価療養の例】

・先進医療（高度医療を含む）
・医薬品の治験にかかる診療
・医療機器の治験にかかる診療
・医薬品医療機器等法の規定による保険（薬価基準）収載前の医薬品の投与
・医薬品医療機器等法の規定による保険適用前の医療機器の使用等
・保険（薬価基準）収載医薬品の適応外使用（公知申請されたもの）
・保険収載医療機器の適応外使用（公知申請されたもの）
　　適応外使用にかかる公知申請とは，医薬品の効能・効果の追加などについて，その医薬品の有効性や安全性が医学・薬学上，公知であると認

められる場合に，臨床試験の全部または一部を新たに実施することなく，医薬品の承認事項一部変更承認申請を医薬品メーカーが行っても差し支えないとする制度のことです。

（2）選定療養

選定療養は，「患者の選択に委ねることが適当なサービスについて，患者が自ら選択して追加的な費用を自己負担しつつ，基礎的部分について療養費の支給を受けながら診療を受けることを認める制度」です。

ただし，患者に不当な自己負担が生じないよう，医療機関は個々のサービスについて患者に対する十分な説明，患者の自己選択の保障，質の確保などに努め，その内容や費用を明確化するとともに，それらの情報の院内掲示等を行うことが義務づけられています。選定療養には以下のようなものがあります。

【選定療養の例】

・200床以上の病院における紹介状のない患者の初診
・200床以上の病院の再診
・予約診療
・時間外診療
・特別な療養環境の提供
・制限回数を超える医療行為
・180日を超える入院　など
　　特定機能病院，地域医療支援病院（一般病床200床未満を除く）および「紹介受診重点医療機関（医療資源を重点的に活用する外来を地域で基幹的に担う医療機関）」（一般病床200床未満を除く）では，紹介状のない患者の初診で7,000円，再診で3,000円の支払いを受けることが責務とされています（療担規則第5条の3）。

（3）先進医療

先進医療は「国民の安全性を確保し，患者負担の増大を防止するといった

観点も踏まえつつ，国民の選択肢を拡げ，利便性を向上するという観点から，保険診療との併用を認めることとしたもの」であり，健康保険法において，「厚生労働大臣が定める高度の医療技術を用いた療養その他の療養であって，保険給付の対象とすべきものであるか否かについて，適正な医療の効率的な提供を図る観点から評価を行うことが必要な療養」として，厚生労働大臣が定める評価療養の１つとされています。具体的には，有効性および安全性を確保する観点から，医療技術ごとに一定の施設基準を設定し，その施設基準に該当する保険医療機関は，届出により保険診療との併用ができることとしたものです。

　なお，先進医療については，「将来的な保険導入のための評価を行うもの」として，保険診療との併用を認めたものであり，実施している保険医療機関には厚生労働省に対して定期的な報告が求められます。

　したがって，療担規則第18条にある「保険医は，特殊な療法又は新しい療法等については，厚生労働大臣の定めるもののほか行ってはならない」の規定の例外として認められています。さらに，すでに先進医療として評価を受けている医療技術については，各技術ごとに設定された一定水準の要件を満たすことにより，各医療機関は届出により実施が可能というような透明化・迅速化が図られたしくみとなっています。

　また，未評価の新規技術についても，①医療技術の科学的評価は，厚生労働大臣の設置にかかる専門家会議に委ね透明化，②医療機関から要件の設定にかかる届出がなされてから原則３カ月以内に，「適」，「否」，「変更」または「保留（期間の延長）」，のいずれかを書面により，理由を付して通知することにより透明化・迅速化が図られています。ただし，以前に比べて先進医療実施の敷居が低くなったものの，先進医療が保険診療における例外であるという位置づけに変わりはなく，ルールを遵守しなければ，たとえ良質な医療行為を提供していたとしても，療担規則違反とも問われかねません。届出や報告，実施体制などに遺漏のないよう，現場の医師と医事課部門の間で密に連絡をとりつつ実施する必要があります。

　なお，2024（令和６）年２月１日現在で78種類の先進医療について，当

該技術の施設基準が設定されています。

　先進医療を受けたときの費用は，次のように取り扱われ，患者は一般の保険診療の場合と比べて，"先進医療にかかる費用"を多く負担することになります（図11）。

1）先進医療を受けたときの費用

・先進医療にかかる費用は，患者が全額自己負担することになります。また，先進医療にかかる費用は，医療の種類や病院によって異なります。

・先進医療にかかる費用以外の，通常の治療と共通する部分（診察・検査・投薬・入院料等）の費用は，一般の保険診療と同様に扱われます。

　つまり，一般保険診療と共通する部分は保険給付されるため，患者は各健康保険制度における一部負担金を支払うこととなります。

〔総医療費が100万円，うち先進医療に係る費用が20万円だったケース〕

① 先進医療に係る費用20万円は，全額を患者が負担
② 通常の治療と共通する部分（診察・検査・投薬・入院料等※）は，保険として給付

保険給付分※ ＝ 80万円（10割）
　　7割にあたる56万円が各健康保険制度から給付
　　3割にあたる24万円が患者の一部負担金

先進医療部分（全額自己負担）＝ 20万円

診察・検査・投薬・注射・入院料等（一般治療と共通する部分）＝ 56万円

一部負担 ＝ 24万円

保険給付分 ＝ 80万円

全体 ＝ 100万円

（先進医療分含む全療養部分）

※保険給付に係る一部負担については，高額療養費制度が適用されます。

〔厚生労働省：先進医療の概要について（http://www.mhlw.go.jp/stf/seisakunitsuite/bunya/kenkou_iryou/iryouhoken/sensiniryo/index.html）をもとに作成〕

図11　先進医療の費用負担の例

２）先進医療の区分

先進医療Ａ

１．未承認等の医薬品もしくは医療機器の使用，または，医薬品もしくは医療機器の適応外使用を伴わない医療技術（先進医療Ｂの「４」に掲げるものを除く）

２．以下のような医療技術であって，当該検査薬等の使用による人体への影響が極めて小さいもの

（1）未承認等の体外診断薬の使用または体外診断薬の適応外使用を伴う医療技術

（2）未承認等の検査薬の使用または検査薬の適応外使用を伴う医療技術

先進医療Ｂ

３．未承認等の医薬品もしくは医療機器の使用，または，医薬品もしくは医療機器の適応外使用を伴う医療技術（先進医療Ａの「２」に掲げるものを除く）

４．未承認等の医薬品もしくは医療機器の使用，または，医薬品もしくは医療機器の適応外使用を伴わない医療技術であって，当該医療技術の安全性，有効性等に鑑み，その実施に係り，実施環境，技術の効果等について，特に重点的な観察・評価を要するものと判断されるもの

（4）患者申出療養

患者申出療養は，「困難な病気と闘い，国内未承認の医薬品等を迅速に保険外併用療養として使用したいという患者の思いに応えるため，先進的な医療について，患者からの申出を起点とする新たな保険外併用療養のしくみ」として2016年度に創設されたものです。

患者申出療養制度の利用を希望する患者は，まずはかかりつけ医などと相談のうえ，臨床研究中核病院などに申し出ることになります。臨床研究中核病院では，書類を作成のうえ厚生労働大臣に提出します。厚生労働省にて患者申出療養評価会議を開催して，実施の適否について審議を行い，実施が承

認されたものが告示されます。この告示は，申出を受理した日から起算して原則6週間以内に適用されます。

　以上の手続きは患者申出療養として初めての医療を提供する場合に必要なものですが，すでに患者申出療養としての前例がある医療の場合は，患者はかかりつけ医や身近な医療機関に申出を行い，身近な医療機関が，前例を取り扱ったことのある臨床研究中核病院に申請を行った後，臨床研究中核病院が適否を審査します。この審査は，申出受理の日から起算して原則2週間以内に行うこととされています。また，審査結果について臨床研究中核病院は，地方厚生（支）局長あてに届け出る必要があります。

1.4.4　保険診療の制限

（1）無診察治療等の禁止

　医師法第20条では，「医師は，自ら診察しないで治療をし，若しくは診断書若しくは処方せんを交付し，自ら出産に立ち会わないで出生証明書若しくは死産証書を交付し，又は自ら検案をしないで検案書を交付してはならない」と規定されています。

　患者の待ち時間短縮のため，慢性疾患の患者で病状が安定しているなどの理由で，診察することなく投薬・注射・処方箋の交付などを行う，いわゆる“無診察治療”を行う医療機関がしばしばみられました。しかし，治療が必要なのか必要でないのか，継続して同じ処方が必要なのかというような医学的判断は，患者や看護師が決めることでなく，医師自らがその都度診察をしたうえで判断すべき事項です。

　保険診療においては，各種の法令に反して行われたものは，診療報酬請求の対象にはなりません。したがって，医師の診察なく投薬，注射，処方箋の交付などを行うこと（＝無診察治療等）は医師法第20条違反となり，診療報酬請求の対象となりません。

　同僚の医師，看護師などから，「ちょっとかぜをひいたので薬を処方してほしい」と頼まれることもあると思いますが，この場合も診察せずに処方す

ることはできません。

　また，診察したにもかかわらず，症状，所見，検査結果などの記載がなく，日付と投薬に関する記載しかないような診療録は，無診察治療などの疑いを招きかねません。患者の診療を行った場合には，診療録に当該診療に関し，必要な事項を記載しなければなりません（療担規則第22条）。

（2）特殊療法・研究的診療等の禁止

　保険診療の対象は，評価の確立した医療であり，特殊な療法，研究的診療などは禁止されています。「保険医は，特殊な療法又は新しい療法等については，厚生労働大臣の定めるもののほか行ってはならない」（療担規則第18条），「各種の検査は，研究の目的をもって行ってはならない」（療担規則第20条）とされています。

　保険診療と保険外診療を併用する際については，前述の「1.4.3 保険外併用療養費制度」を参照してください。

（3）濃厚（過剰）診療の禁止

　療担規則第20条には，検査や投薬などは必要があると認められた場合に行うと定められています。病院によっては，入院時検査，術前検査などをセットにして一律に実施しているところがありますが，個々の患者の病状などから必要性が乏しいと判断される検査については過剰と判断され，健康保険からその費用が支払われない場合もあります。

　検査や投薬などは，必要性を十分考慮したうえで段階を踏んで行い，できるだけ必要最小限で診療を行いましょう。

（4）健康診断の禁止

　療担規則では，「保険医の診療は，一般に医師又は歯科医師として診療の必要があると認められる疾病又は負傷に対して，適確な診断をもととし，患者の健康の保持増進上妥当適切に行われなければならない」（療担規則第12条），「健康診断は，療養の給付の対象として行ってはならない」（療担規則

第20条第1号ハ）とされています。

　したがって，労働安全衛生法に定められている健康診断（事業主が負担），高齢者の医療の確保に関する法律に定められている健康診査などはもちろん，例えば被保険者が「健康診断のため胸部Ｘ線撮影や胃透視をしてほしい」という理由で受診した場合には，全額被保険者の自己負担となります。ただし，診察などの結果，何らかの異常が疑われた場合には，その後の精密検査や治療は，保険診療の対象となります。この場合，診療録にはその旨をきちんと記載する必要があります。

（5）疾病予防のための投薬・注射などの禁止

　原則的に，予防的に薬剤を投与することは保険適用外です。

（6）保険診療と保険外診療の併用の禁止

　療養の給付では，医療に直接関わる部分は保険によってすべてカバーすることが基本的な考えとなっています。したがって，保険診療を行いながら，あわせて診療報酬点数表に定められていない手術や検査，薬価の定められていない薬剤にかかる薬剤料などを患者から徴収したり，審査支払機関で減額査定された部分の負担を患者から求めることは，保険診療と自費診療の混合となることから認められません。健康保険などで療養の給付を受けている患者から費用の負担を求めることができるのは，法に定める一部負担金や保険外併用療養費などに限られています。代表的なものを次に示します。

【患者に直接，費用負担を求めることができるものの例】

- ・一部負担金
- ・入院時食事療養費の自己負担額
- ・保険外併用療養費制度による差額徴収
- ・一般の診断書等，出産費用，出産一時金等にかかる証明書の交付にかかる費用
- ・往診，訪問診療，訪問看護等に要する交通費（実費）
- ・薬剤の容器代（患者が希望する場合）

- 喘息等の吸入用治療剤施用のための小型吸入器代
- 患者が処方された医薬品を紛失，破損した場合の再交付にかかる費用
- おむつ代
- 予約や受診等に係るシステム利用に要する費用

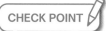 CHECK POINT 自己診療，自家診療について

　医師が，自らの診察をし治療を行うことを「自己診療」といい，自己診療を保険診療として行うことは認められていません。保険診療として請求する場合は，ほかの保険医に診察を依頼し，診療を受ける必要があります。

　また，医師が，医師の家族や従業員に対し診察し治療を行うことを「自家診療」といいます。自家診療を保険診療として行う場合は，加入する医療保険制度の保険者により取扱いが異なるようです。認められる場合であっても，無診察投薬，診療録記載の省略，一部負担金を徴収しない等の問題が起こりやすいため，診察をする側，受ける側ともに注意が必要です。〔厚生労働省：保険診療の理解のために 医科（令和5年度版）（https://www.mhlw.go.jp/content/001113678.pdf）を参照〕

診療報酬の要点

　保険診療上，守るべき具体的な診療方針などについては，「保険医療機関
及び保険医療養担当規則」（以下，療担規則または療担，p.228〜247参照）
に規定されています。15分程度で読み切れますので，ぜひ一度通読してく
ださい。

　また，療担規則をすでに通読した先生方にお勧めなのは，"療担基準"の
通読です。ボリュームは療担規則とほぼ同じです。老人保健法が2008（平
成20）年に改正され，後期高齢者医療制度の発足とともに名称が変更され
「高齢者の医療の確保に関する法律」が生まれましたが，この後期高齢者医
療制度における療担規則の役割を担うのが，「高齢者の医療の確保に関する
法律の規定による療養の給付等の取扱い及び担当に関する基準」，いわゆる
療担基準です。内容の多くは療担規則と同じですが，後期高齢者への療養の
給付という特性を加味した条文が複数ありますので，主な違いについて表1
をご参照ください。

　この本を読んでおられる皆さんにとって，後期高齢者の患者を診療される
機会は多いものと思います。今後，後期高齢者を診療される際には，表1の
比較表を参考に，通常の健康保険における診療スタンスとの違いを意識して
診療を行っていただきたいと思います。そうすることで，療担基準を遵守し
た診療を行うことができます。

表1　療担規則と療担基準の比較表

療担規則		療担基準	
第一章　保険医療機関の療養担当		第一章　保険医療機関による療養の給付等の取扱い	
（療養の給付の担当方針）第二条	2　保険医療機関が担当する療養の給付は，被保険者及び被保険者であつた者並びにこれらの者の被扶養者である患者（以下単に「患者」という。）の療養上妥当適切なものでなければならない。	2　保険医療機関が取り扱う療養の給付及び保険外併用療養費に係る療養は，後期高齢者医療の被保険者（以下「後期高齢者」という。）の心身の特性を踏まえて，後期高齢者である患者（以下「患者」という。）の療養上妥当適切に行われなければならない。この場合において，特に次に掲げる事項に配意しなければならない。 一　保険医療機関が取り扱う長期入院患者に対する療養の給付及び保険外併用療養費に係る療養は，漫然かつ画一的なものとならないこと。 二　保険医療機関は，後期高齢者の生活の質の確保に資する見地から，患者の居宅における療養生活を支援し，必要な療養の給付及び保険外併用療養費に係る療養を妥当適切に提供するよう努めること。	（療養の給付及び保険外併用療養費に係る療養の取扱方針）第二条
（入院）第十一条		3　保険医療機関は，患者の退院に際しては，本人又はその家族等に対し，適切な指導を行うとともに，退院後の担当医師に対する情報の提供や保健サービス又は福祉サービスを提供する者との連携に努めなければならない。	（入院）第十一条
第二章　保険医の診療方針等		第二章　保険医による療養の給付等の担当	
（診療の一般的方針）第十二条	保険医の診療は，一般に医師又は歯科医師として診療の必要があると認められる疾病又は負傷に対して，適確な診断をもととし，患者の健康の保持増進上妥当適切に行われなければならない。	保険医の診療は，後期高齢者の心身の特性に照らし，一般に医師又は歯科医師として診療の必要があると認められる疾病又は負傷に対して，的確な診断をもととし，患者の健康の保持増進上妥当適切に行われなければならない。この場合において，特に次に掲げる事項に配意しなければならない。 一　保険医療機関が取り扱う長期入院患者に対する診療は，漫然かつ画一的なものとならないこと。 二　保険医は，後期高齢者の生活の質の確保に資する見地から，患者の居宅における療養生活を支援するため，必要な診療及び日常生活上の指導を妥当適切に行うよう努めること。	（一般的方針）第十二条
（指導）第十四条	保険医は，診療にあたつては常に医学の立場を堅持して，患者の心身の状態を観察し，心理的な効果をも挙げることができるよう適切な指導をしなければならない。	保険医は，診療に当たつては，常に医学の立場を堅持して，患者の心身の状態を観察し，後期高齢者の心理が健康に及ぼす影響を十分配慮して，心理的な効果をもあげることができるよう適切な指導を行わなければならない。	（指導）第十四条
（指導）第十五条	保険医は，患者に対し予防衛生及び環境衛生の思想のかん養に努め，適切な指導をしなければならない。	保険医は，患者に対し，健康に対する自己責任の意識の涵養並びにその者の日常生活及び居宅環境の的確な把握に努め，本人又は必要に応じその家族等に対し，病状に応じた適切な指導を行わなければならない。	（指導）第十五条
		医師である保険医は，施設入所者を診療する場合には，当該介護老人保健施設の医師から当該施設入所者の診療状況に関する情報の提供を受けるものとし，その情報により適切な診療を行わなければならない。 2　医師である保険医は，施設入所者を診療した場合には，当該介護老人保健施設の医師に対し当該施設入所者の療養上必要な情報の提供を行わなければならない。	（施設入所者に係る情報提供）第十九条の四

（次頁へ続く）

表1 続き

療担規則		療担基準	
（診療の具体的方針）第二十条 一 診察	医師である保険医の診療の具体的方針は，前十二条の規定によるほか，次に掲げるところによるものとする。 一 診察 イ 診察は，特に患者の職業上及び環境上の特性等を顧慮して行う。	医師である保険医の診療の具体的方針は，第十二条から前条までの規定によるほか，次に掲げるところによるものとする。 一 診察 イ 診察は，患者の日常生活，家庭環境等を考慮して行う。	（診療の具体的方針）第二十条 一 診察
	ニ 往診は，診療上必要があると認められる場合に行う。	ニ 往診は，診療上必要があると認められる場合に行う。この場合において，施設入所者に対する往診は，当該介護老人保健施設の医師との連携に配意して行い，みだりにこれを行つてはならない。	
	ホ 各種の検査は，診療上必要があると認められる場合に行う。 ヘ ホによるほか，各種の検査は，研究の目的をもつて行つてはならない。ただし，治験に係る検査については，この限りでない。	イ 各種の検査は，診療上必要があると認められる範囲内において選択して行う。 ロ 同一の検査は，みだりに反復してはならない。 ハ 各種の検査は，研究の目的をもつて行つてはならない。ただし，治験に係る検査については，この限りでない。	第二十条 二 検査
三 処方箋の交付	イ 処方箋の使用期間は，交付の日を含めて四日以内とする。ただし，長期の旅行等特殊の事情があると認められる場合は，この限りでない。 ハ イ及びロによるほか，処方箋の交付に関しては，前号に定める投薬の例による。	イ 処方箋の使用期間は，交付の日を含めて四日以内とする。ただし，長期の旅行等特殊の事情があると認められる場合は，この限りでない。 ハ 施設入所者に対しては，別に厚生労働大臣が定める場合を除き，健康保険法第六十三条第三項第一号に規定する保険薬局（以下「保険薬局」という。）における薬剤又は治療材料の支給を目的とする処方箋を交付してはならない。 ニ イからハまでによるほか，処方箋の交付に関しては，前号に定める投薬の例による。	四 処方箋の交付
四 注射		ハ 栄養，安静，運動，日常生活その他療養上の指導を行うことにより，治療の効果をあげることができると認められる場合は，これらの指導を行い，みだりに注射を行つてはならない。	五 注射
		ト 点滴注射は，これによらなければ治療の効果を期待することが困難であるときに行い，みだりにこれを行つてはならない。	
		チ 点滴注射を行うに当たつては，これが長時間かつ長期にわたることにより，患者の心身の機能又は健康回復への意欲の低下等を招くことのないよう十分に配意しなければならない。	
五 手術及び処置	ロ 処置は，必要の程度において行う。	ロ 処置は，必要の程度において行い，みだりにこれを行つてはならない。	六 手術及び処置
七 入院	イ 入院の指示は，療養上必要があると認められる場合に行う。	イ 入院の指示は，療養上必要があると認められる場合に行い，療養上入院の必要がなくなつた場合は，速やかに退院の指示を行う。	八 入院
	ロ 単なる疲労回復，正常分べん又は通院の不便等のための入院の指示は行わない。	ロ 単なる疲労回復，通院の不便又は家庭事情等のための入院の指示は行わない。	
		ニ 入院の継続は，患者の病状に照らし，常にその要否を判定するとともに，慢性疾患により入院が長期にわたる者については，特にこの判定を適切に行わなければならない。	
		ホ 患者の退院に際しては，必要に応じ本人又はその家族等に対し，適切な指導を行うとともに，退院後の担当医師に対する情報の提供及び保健サービス又は福祉サービスを提供する者との連携に努めなければならない。	

2.1　診療報酬の基本的な構造

2.1.1　診療報酬点数表の理解に役立つ法令の構成に関する知識

　診療報酬を保険者に請求するための諸規定として，「診療報酬点数表」があります。診療報酬点数表は厚生労働大臣が定めた告示ですが，算定するための細かな要件（いわゆる，算定要件）は示されていません。そこで，この告示についての通知（いわゆる，留意事項通知）が厚生労働省保険局医療課長から出されており，告示の規定を実施するにあたっての詳しい取り扱いを示しています（図1，図2）。

　また，診療行為の中には，保険医療機関が一定の人員や設備を満たしている必要があり，その旨を地方厚生（支）局に届け出て初めて，診療報酬請求できるものがあります。この満たすべき人員や設備の基準を施設基準といいます（図1，図3）。

　使用薬剤や医療材料の品目や価格に関する基準についても，診療報酬点数表とは別に，告示と通知が示されています（図1，図4）。

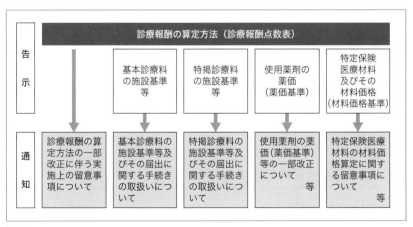

図1　診療報酬に関する法令・通知の構成①

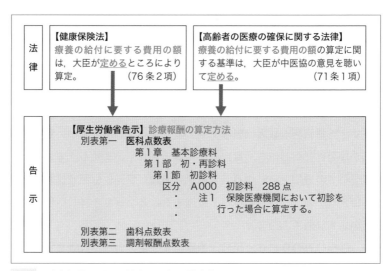

図2　診療報酬に関する法令・通知の構成②

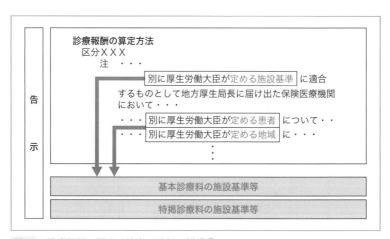

図3　診療報酬に関する法令・通知の構成③

2.1.2　基本診療料と特掲診療料

　診療報酬の請求構造についての本質を掴むために理解が必要な概念として，基本診療料と特掲診療料があります。

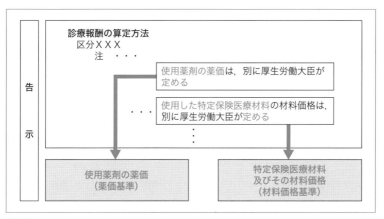

図4　診療報酬に関する法令・通知の構成④

　入院，外来および在宅医療等における診療の基本的な評価を行うための算定項目の一群を，基本診療料（初診料，再診料，外来診療料，入院基本料等およびそれらの加算）とよびます。そして，診療上必要に応じて選択される項目の評価をするための算定項目の一群を，特掲診療料とよびます。

> **診療報酬請求金額＝基本診療料＋特掲診療料**

　つまり，原則として「診療行為をすれば，基本診療料に加えて該当する特掲診療料の個別の点数を請求することができる」というしくみになっています。DPC制度を導入している医療機関でも，この基本的なしくみは同じです。詳しくは195頁を参照してください。

　診療報酬点数表には，現在の多種多様な医療技術・治療法ならびに厳しい医療保険財政を反映する形で数多くの項目と細分化された算定要件が設けられており，それらのすべてを本書で解説することは困難です。したがって，本書では「保険診療入門」という編集方針に基づき，医科における正しい診療報酬請求にあたって，特に医師の医療行為を評価したもの，および医師が要件を満たすことが求められているものについて解説していきます。なお，診療報酬点数表の各項目，算定要件，施設基準などの詳細を知りたい方は，

療養の給付の請求金額

基本診療料

初診若しくは再診の際及び入院の際に行われる基本的な診療行為の費用を一括して評価するもの。

＋

特掲診療料

基本診療料として一括して支払うことが妥当でない特別の診療行為に対して個々に点数を設定し，評価を行うもの。

【算定の大原則】
特に定める場合を除き，基本診療料を算定しなければ，特掲診療料は算定できない

「特に定める場合」の例
・外来放射線照射診療料，外来リハビリテーション診療料，在宅患者訪問診療料（Ｉ） 等

注意

無診察治療※を行った場合，
基本診療料を算定できないので，特掲診療料も算定できない。
不正請求（架空請求又は付増請求）をしていた場合には，
全ての診療報酬の返還が求められる。

※お薬受診，無診察外来リハビリテーション，無診察放射線治療 等

図5 基本診療料と特掲診療料の関係

「保険診療に関する参考資料（Web・書籍）」（p.256）に掲載している資料などを参考にしてください。

保険診療の基本診療料の柱となる項目には，外来では初診料，再診料，外来診療料があり，入院では入院基本料があります。また入院では，この基本診療料である入院基本料に検査・画像診断などを包括した特定入院料という項目もあります。

特掲診療料には，在宅医療，検査，画像診断，投薬，注射，リハビリテーション，精神科専門療法，処置，手術，麻酔，放射線治療，病理診断という個別の診療行為のほか，目に見えない医師の技術を評価した医学管理等に関連するものがあります（図5）。

2.2　基本診療料等

2.2.1　初・再診料

(1) 初診料【A000：291点（2,910円）】

　初診料は，患者がその疾患で初めて保険医療機関に来院し，**医師の診察を受けた場合**に算定できます。この初診料は，病院・診療所ともに同一の点数となっています。

(2) 再診料【A001：75点（750円）】，外来診療料【A002：76点（760円）】

　再診については，一般病床が200床未満の病院または診療所において算定できる再診料と，一般病床が200床以上の病院において算定できる簡単な検査などを包括した外来診療料に分かれています。

(3) 情報通信機器を用いた初診，再診について

　これまでオンライン診療として実施できなかった初診からの診療が保険診療として実施できるようになり，すべての診察料での算定が可能になったことから，2022（令和4）年度診療報酬改定において，算定項目の立て付けに変更がありました。初診料は，対面での診察を実施したときよりも低めに設定されています。

　　初診料（情報通信機器を用いた場合）【A000：253点（2,530円）】
　　再診料（情報通信機器を用いた場合）【A001：75点（750円）】
　　外来診療料（情報通信機器を用いた場合）【A002：75点（750円）】

　この3つの算定項目に共通する算定要件としては，以下の3点があります。

・厚生労働省「オンライン診療の適切な実施に関する指針」に沿った診療
・診療内容，診療日，診療時間等の要点を診療録へ記載すること
・実施するためには地方厚生（支）局への届出が必要

（4）同一日複数科受診時の初診料，再診料（外来診療料）

同一医療機関において，同一日にほかの傷病について，新たに別の診療科を初診または再診として受診した場合は2つめの診療科に限り，初診料，または再診料（外来診療料）の約2分の1に相当する点数を算定することができます。

ここでいう"ほかの傷病"とは，同一疾病，または互いに関連のある疾病でないものである必要があります。例えば，糖尿病で継続管理中の患者が，糖尿病性網膜症で眼科を受診する場合は算定できません。

また，医療法上の標榜診療科が異なる場合に算定できますが，1つめと2つめの診療科の医師が同一の場合にも算定できません。

（5）初診料における機能強化加算【A000 初診料 注10 加算：80点（800円）】

初診料の加算として算定することができる機能強化加算は，医療機能分化の観点から，地域医療における外来医療の適切な役割分担を図り，かかりつけ医機能を有する医療機関における，より的確で質の高い診療機能を評価するための加算です。地方厚生（支）局長に届け出た診療所または許可病床数が200床未満の病院において算定可能です。

この加算は体制評価の加算ですから，届出以降は原則，すべての初診患者に算定が可能となります。その一方で，必要な施設基準は厳しめに設定されており，以下の算定項目についての届出を行っていることとされています（詳細は医科診療報酬点数表でご確認ください）。

- ・「A001」の注12に規定する地域包括診療加算
- ・「B001-2-9」に掲げる地域包括診療料
- ・「B001-2-11」に掲げる小児かかりつけ診療料
- ・「C002」に掲げる在宅時医学総合管理料または区分番号「C002-2」に掲げる施設入居時等医学総合管理料

また，施設基準にはほかにも，中医協として考えているかかりつけ医機能

を具現化した規定が多く含まれています。例えば医師の配置要件では，かかりつけ医の地域医療における多様な貢献が求められています。

　地域における保健・福祉・行政サービス等に係る対応として，以下のいずれかを行っている常勤の医師を配置していること。
　ア　介護保険制度の利用等に関する相談への対応及び要介護認定に係る主治医意見書の作成を行っていること。
　イ　警察医として協力していること。
　ウ　母子保健法（昭和40年法律第141号）第12条及び第13条に規定する乳幼児の健康診査（市町村を実施主体とする1歳6か月，3歳児等の乳幼児の健康診査）を実施していること。
　エ　予防接種法（昭和23年法律第68号）第5条第1項に規定する予防接種（定期予防接種）を実施していること。
　オ　幼稚園の園医，保育所の嘱託医又は小学校，中学校若しくは高等学校の学校医に就任していること。
　カ　「地域包括支援センターの設置運営について」（平成18年10月18日付老計発1018001号・老振発1018001号・老老発1018001号厚生労働省老健局計画課長・振興課長・老人保健課長通知）に規定する地域ケア会議に出席していること。
　キ　通いの場や講演会等の市町村が行う一般介護予防事業に協力していること。

　そして，「必要に応じ」とついているものの，医療機関が担うべきかかりつけ医機能を具体的に要件化しています。

　地域におけるかかりつけ医機能として，必要に応じ，以下のアからオの対応を行っていること。また，当該対応を行っていることについて当該保険医療機関の見やすい場所及びホームページ等に掲示していること。
　ア　患者が受診している他の医療機関及び処方されている医薬品を把

握し，必要な服薬管理を行うこと。

イ　専門医師又は専門医療機関への紹介を行うこと。

ウ　健康診断の結果等の健康管理に係る相談に応じること。

エ　保健・福祉サービスに関する相談に応じること。

オ　診療時間外を含む，緊急時の対応方法等に係る情報提供を行うこと。

また，医療機能情報提供制度を利用してかかりつけ医機能を有する医療機関等の地域の医療機関を検索できることを，当該医療機関の見やすい場所に掲示していること。

(6) 再診料における外来管理加算【A001 再診料 注 8 加算：52 点（520 円）】

　一般病床が200床未満の病院や診療所では，一部の検査や処置，リハビリテーションなどを行わず計画的な医学管理を行っている患者に対し，丁寧な問診と詳細な身体診察（視診，聴診，打診および触診）による診察結果を踏まえて，患者に対する症状の再確認を行いつつ，病状や療養上の注意点などを患者に説明し，**その要点を診療録に記載した場合**には，再診料に加えて外来管理加算が算定できます。

　ただし，多忙などを理由に，簡単な症状の確認などを行ったのみで継続処方を行った場合や，緊急のため，あるいはやむを得ない場合であって，電話・テレビ画像などで病状の変化に応じて，治療上必要な意見を求められて適切な指示を行った場合（電話再診）には，再診料は算定できますが，外来管理加算は算定できないので注意が必要です。

　この加算は，体制評価の加算であった先ほどの「(5) 初診料における機能強化加算」とは異なり，計画的な医学管理を行った場合に算定できる加算です。イメージとしては，医学管理料と同様と考えてください。検査や処置を実施しない再診患者全員に無条件で算定できる加算ではありません。

　管理者の医師が，算定要件である丁寧な問診と詳細な身体診察および診療録への必要事項の記載を実施する必要があることはご存じかと思います。一

方で注意が必要なのは，例えば，医師臨床研修制度における地域医療研修などで研修医を受け入れて外来研修を行う場合や，非常勤医師を雇用している場合です。この加算は，診療所や200床未満の病院のための加算なので，大病院からスーパーローテーションを開始した研修医は「機能強化加算」自体の存在を知らないはずです。もし，医療機関のルールとして，請求事務担当者の方で「検査や処置の算定がない再診患者には，機能強化加算を算定する」という取り扱いをしている場合，研修医や非常勤医師は「自分が保険医として，機能強化加算を請求の指示をしている」という認識がないわけですから，診療録記載が「NP，DO処方」や「著変なし，DO」のような乏しい記載内容になっている場合があります。

　個別指導などでこのような症例が指導対象となった場合には，文書指摘のうえ，過去5年分の返還を求められることがあります。新しく勤務する医師には，機能強化加算を算定していることと，ご自分の医療機関の算定に至る診療報酬請求の意思決定の流れを事前に説明しておくことが肝要です。

(7) 再診料における地域包括診療加算

【A001 再診料 注12 加算：28点（280円）または21点（210円）】

　地域包括診療加算は2022（令和4）年度診療報酬改定で，その対象疾患に慢性心不全と慢性腎不全が追加となりました。主治医機能を持った診療所の医師が，複数の慢性疾患〔脂質異常症，高血圧，糖尿病，慢性心不全，慢性腎臓病（慢性維持透析を行っていないものに限る），認知症の6疾病のうち2つ以上〕を有する患者に対して，患者の同意を得たうえで，継続的かつ全人的な医療を行うことについて再診料に対して加算できるものです。同じく中小病院（200床未満の病院）および規模の大きい診療所に対しては，同様の趣旨に基づいて医学管理料として【B001-2-9 地域包括診療料】が設けられています。

　地域包括診療加算の算定にあたっては，主治医の役割を果たす担当医を患者の同意を得て決めることや，関係団体主催の研修を修了することが求められるほか，担当医が患者の服薬管理や健康管理に関与すること，さらに適宜，介護保

険の要介護認定にかかる主治医意見書の作成を行うことなどが求められます。

　この地域包括診療加算の施設基準の届出を行っていることが，初診料における機能強化加算【A000 再診料 注10加算：80点（800円）】の施設基準となっています。

（8）認知症地域包括診療加算

【A001 再診料 注13加算：38点（380円）または31点（310円）】

　認知症患者で，認知症以外に1以上の疾患（疑いは除く）を有する患者については，認知症地域包括診療加算が算定できます。

　認知症地域包括診療加算においては，地域包括診療加算の算定要件に加えて，1処方での多剤投与の制限（内服薬5種類以下，抗うつ薬，抗精神病薬，抗不安薬または睡眠薬を合わせて3種類以下）が求められています。

2.2.2　入院料等

　入院料は入院基本料，特定入院料，および短期滞在手術基本料に区分されています。

　2024（令和6）年度診療報酬改定で意思決定支援，身体的拘束の2つの項目が新たに加わり，以下の7項目に関しては，入院療養に関し行うべき事項とされているため，確実に実施してください。なお，この7項目について厚生労働大臣が定める基準に適合していない場合には入院基本料，特定入院料又は短期滞在手術等基本料3の算定はできないとされています。

（1）入院料に関する基準

①入院診療計画書（図6）

　入院診療計画書は病名，症状，推定される入院期間，予定される検査および手術の内容ならびにその日程，特別な栄養管理の必要性，その他入院に関して必要な事項が記載された総合的なものである必要があり，そのために医師，看護師などにより共同して策定されていることが必要です。

また，患者が入院した日から7日以内に文書により交付され，説明が行われている必要があります。ただし，患者に対して入院前に外来で文書を提供し，説明した場合も，入院後7日以内に行ったものと同等の取り扱いとなります。なお，クリティカルパスを使うこともできます。

②院内感染防止対策

　メチシリン耐性黄色ブドウ球菌（MRSA）などの感染を防止するにつき十分な設備・体制が整っていることが求められており，具体的には院内感染防止対策委員会の実施や感染情報レポートが作成されていること，そして，職員に対し流水による手洗いなどの励行が徹底されていることが必要です。

③医療安全管理体制

　安全管理のための指針，医療事故などの院内報告制度が整備されており，安全管理委員会が開催されていること，そして安全管理についての職員研修が年2回程度開催されていることが必要です。

④褥瘡対策

　褥瘡対策チームの設置がされており，適切な褥瘡対策の診療計画の作成や実施，および評価の体制が整っていることが必要です。序章でも触れましたが，2022（令和4）年度診療報酬改定では，褥瘡治療計画の様式の変更および薬剤師や管理栄養士の関与について，新たに規定されました。

⑤栄養管理体制

　管理栄養士の配置，および栄養管理手順の作成などが行われていることが必要です。

　また，患者の入院時には医師，看護職員，管理栄養士らが共同して患者の栄養状態を確認し，入院診療計画に記載したうえで，必要に応じて栄養管理計画の作成や定期的な栄養状態の評価を行うことが必要です。

⑥意思決定支援

　厚生労働省の「人生の最終段階における医療・ケアの決定プロセスに関するガイドライン」等の内容を踏まえ，適切な意思決定支援に関する指針を定めていることが必要です。

別紙2

入　院　診　療　計　画　書

（患者氏名）　　　　　　　　　殿

年　月　日

病　棟　（　病　室　）	
主治医以外の担当者名	
在宅復帰支援担当者名　＊	
病　　　　　名 （他に考え得る病名）	
症　　　　　　　状	
治　療　計　画	
検 査 内 容 及 び 日 程	
手 術 内 容 及 び 日 程	
推 定 さ れ る 入 院 期 間	
特別な栄養管理の必要性	有　・　無　（どちらかに○）
そ　の　他 ・看　護　計　画 ・リハビリテーション 　等の計画	
在宅復帰支援計画　＊	
総合的な機能評価　◇	

注1）　病名等は、現時点で考えられるものであり、今後検査等を進めていくにしたがって変わり
　　　　得るものである。
注2）　入院期間については、現時点で予想されるものである。
注3）　＊印は、地域包括ケア病棟入院料（入院医療管理料）を算定する患者にあっては必ず記入す
　　　　ること。
注4）　◇印は、総合的な機能評価を行った患者について、評価結果を記載すること。
注5）　特別な栄養管理の必要性については、電子カルテ等、様式の変更が直ちにできない場合、そ
　　　　の他欄に記載してもよい。

（主治医氏名）　　　　　　　　　　印

（本人・家族）

図6　入院診療計画書の様式（令和6年3月5日，保医発0305第5号）

⑦身体的拘束最小化

患者またはほかの患者等の生命または身体を保護するため緊急やむを得ない場合を除き，身体的拘束を行ってはなりません。

CHECK POINT ✏ **入院基本料で特に気をつけたい項目**

基本料についての5項目の中でも，特に入院診療計画，褥瘡対策，栄養管理体制についてのルールをよく理解しておく必要があります。もしこの項目での間違いがあった場合，個別指導では入院基本料の返還を伴うことがあるため，返還額が高額になることがあります。

①入院診療計画

よくみられる例として，「入院診療計画を7日以内に説明していない」というケースがあります。「説明に用いた文書を診療録に貼付していない」というケースでも，7日以内に説明をしたという事実が確認できないため，7日以内に説明していないこととみなされますので，注意が必要です。

また，クリティカルパスを入院診療計画書として用いた場合，入院診療計画書の参考様式で必要としている項目がないことがあります。クリティカルパスを入院診療計画書として使用することに関しては問題ありませんが，必要事項がないと入院診療計画書の書式に準じていないとみなされる可能性があります。

また，入院診療計画書の一部が空欄になっているケースもあります。特に検査入院や悪性腫瘍の化学療法目的の入院では，医学的な主訴が特に見当たらないと判断し，空欄とされることがあります。その際には，特に記載がない欄については「なし」と記載するか，「検査目的」など，具体的な記載をするとよいでしょう。また，入院診療計画書を医師，看護師のみで作成し，その他の関係職種が関与していないケースも見受けられます。もちろん医師，看護師の記載事項が入院診療計画策定の際に

大きな比重を占めるとは思いますが，その他のリハビリの項目などもあるため，適宜，多職種の医療従事者が記載するようにしましょう。

②褥瘡対策

褥瘡対策にあたっては，褥瘡対策に係る専任の医師および褥瘡看護に関する臨床経験を有する専任の看護師から構成される褥瘡対策チームが診療に関わっていることが条件です。しかし，届出の不備などもあいまって，専任の医師および看護師が褥瘡対策に関する診療計画を作成していないケースが見受けられます。届出を適切に行うとともに，専任の医師，看護師が計画作成を行うようにしましょう。

③栄養管理体制

特別な栄養管理の必要性があるにもかかわらず，栄養管理計画を作成していない例が見受けられます（例：糖尿病など）。入院時には多職種で患者の栄養状態の把握，および栄養管理計画の作成が必要です。また，いったん立てた栄養管理計画について，栄養状態を定期的に評価し，必要に応じて見直しを行っていない例も見受けられます。治療により栄養状態が改善した際には，特段の介入が不要になる例もありますので，その都度見直しをしましょう。

(2) 入院基本料

入院基本料は，医療機関の機能に応じ，病棟などの類型別に，病院では7種類（一般病棟入院基本料，療養病棟入院基本料，結核病棟入院基本料，精神病棟入院基本料，特定機能病院入院基本料，専門病院入院基本料，障害者施設等入院基本料），有床診療所においては2種類（有床診療所入院基本料，有床診療所療養病床入院基本料）に分かれています。また，同一類型の入院基本料でも，看護配置基準，平均在院日数などによって区分されています。

一般病棟入院基本料については，「急性期一般入院基本料」と「地域一般

入院基本料」があり，それぞれ看護職員の配置基準や重症度，医療・看護必要度の基準を満たす患者割合などでさらに区分されます（表2，表3）。なお，そのほかの入院基本料については表4を確認してください。

1）療養病棟入院基本料

算定要件として，患者の状態に大きな変化があった場合に（ない場合も少なくとも月に1回），患者の状態の評価を行って入院療養計画を見直し，その要点を記載しておくようにしてください。また，入院時，退院時のADLの程度を診療録に記載してください。

表2 急性期一般入院基本料の内容

		入院料1	入院料2	入院料3	入院料4	入院料5	入院料6
看護職員		7対1以上 （7割以上が看護師）	10対1以上 （7割以上が看護師）				
該当患者割合の基準 必要度	必要度Ⅰ	割合①：21% 割合②：28%	22%	19%	16%	12%	測定していること
	必要度Ⅱ	割合①：20% 割合②：27%	21%	18%	15%	11%	
平均在院日数		16日以内	21日以内				
在宅復帰・病床機能連携率		8割以上	—				
その他		医師の員数が入院患者数の100分の10以上	・入院医療等に関する調査への適切な参加 ・届出にあたり入院料1の届出実績が必要	—			
データ提出加算		○（要件）					

割合①：重症度・医療看護必要度が以下のいずれか　　割合②：重症度・医療看護必要度が以下のいずれか
・A得点が3点以上　　　　　　　　　　　　　　　　・A得点が2点以上
・C得点が1点以上　　　　　　　　　　　　　　　　・C得点が1点以上
【経過措置】
令和6年3月31日時点で施設基準の届出あり　⇒令和6年9月30日まで基準を満たしているものとする。

〔厚生労働省：令和6年度診療報酬改定の概要 入院Ⅱ（急性期・高度急性期入院医療），p.7，2024をもとに作成〕

表3 地域一般入院基本料の内容

	入院料1	入院料2	入院料3
看護職員	13対1以上 （7割以上が看護師）		15対1以上 （4割以上が看護師）
平均在院日数	24日以内		60日以内
重症度，医療・看護必要度の測定	○		—

表4 その他の入院基本料の種類

入院基本料の種類		1日あたり看護職員の数 （有床診療所を除く）	備　考
療養病棟入院基本料 （1・2）		20対1以上（最小必要数の20% 以上が看護師）	―
結核病棟入院基本料		・7対1 ・10対1 ・13対1 ・15対1 ・18対1 ・20対1	同一保険医療機関に複数の結核病 棟がある場合は，同じ区分の基本 料を算定
精神病棟入院基本料		・10対1 ・13対1 ・15対1 ・18対1 ・20対1	同一保険医療機関に複数の精神病 棟がある場合は，同じ区分の基本 料を算定
特定機能 病院入院 基本料	一般病棟	・7対1 ・10対1	同一特定機能病院に同一種別の病 棟が複数ある場合は，同じ区分の 基本料を算定
	結核病棟	・7対1 ・10対1 ・13対1 ・15対1	
	精神病棟	・7対1 ・10対1 ・13対1 ・15対1	
専門病院入院基本料		・7対1 ・10対1 ・13対1	同一専門病院に複数の一般病棟が ある場合は，同じ区分の基本料を 算定
障害者施設等入院基本料		・7対1 ・10対1 ・13対1 ・15対1	同一保険医療機関に複数の障害者 施設等一般病棟がある場合は，同 じ区分の基本料を算定
有床診療所入院基本料		診療所における看護職員の数が ・7以上 ・4以上7未満 ・1以上4未満	
有床診療所療養病床 入院基本料		療養病床勤務看護職員数が，療 養病床入院患者数あたり ・6対1 ・4対1	

（3）特定入院料

　特定入院料には，救命救急入院料，脳卒中ケアユニット入院医療管理料，新生児特定集中治療室管理料，回復期リハビリテーション病棟入院料，地域包括ケア病棟入院料などがあり，それぞれ対象とする患者の状態などによって算定要件が定められています（表5，6）。特定入院料には入院中の治療に

表5　地域包括ケア病棟入院料の内容

	入院料1	入院料2	入院料3	入院料4
看護職員	13対1以上（7割以上が看護師）			
リハビリ専門職	病棟又は病室を有する病棟に常勤の理学療法士，作業療法士又は言語聴覚士を1名以上配置			
リハビリテーション実施	リハビリテーションを提供する患者については1日平均2単位以上提供していること			
救急の実施	一般病床において届け出る場合には，第二次救急医療機関又は救急病院等を定める省令に基づく認定された救急病院であること（ただし，200床未満の場合は救急外来を設置していること又は24時間の救急医療提供を行っていることで要件を満たす）			
届出単位	病棟	病棟	病棟	病棟
許可病床数200床未満	○		○	
室面積	6.4平方メートル以上		—	
重症患者割合	重症度，医療・看護必要度Ⅰ 10%以上　又は　重症度，医療・看護必要度Ⅱ 8%以上			
自院の一般病棟から転棟した患者割合※1	—	6割5分未満（許可病床数200床以上の場合）（満たさない場合減算85/100）	—	6割5分未満（許可病床数200床以上の場合）（満たさない場合減算85/100）
自宅等から入棟した患者割合※1	2割以上（管理料の場合，10床未満は3月で8人以上）	いずれか1つ以上（満たさない場合減算90/100）（「在宅医療等の実績」については6つのうち1つ以上を満たせばよい）	2割以上（管理料の場合，10床未満は3月で8人以上）	いずれか1つ以上（満たさない場合減算90/100）（「在宅医療等の実績」については6つのうち1つ以上を満たせばよい）
自宅等からの緊急患者の受入	3月で9人以上		3月で9人以上	
在宅医療等の実績	○（2つ以上）		○（2つ以上）	
在宅復帰率※1※2	7割2分5厘以上		7割以上（満たさない場合減算90/100）	
入退院支援部門等	入退院支援及び地域連携業務を担う部門が設置されていること入院料及び管理料の1・2については入退院支援加算1を届け出ていること（許可病床数100床以上の場合）（満たさない場合減算90/100）			

・療養病床については95/100の点数を算定する。ただし，救急告示あり／自宅等から入棟した患者割合が6割以上／自宅等からの緊急患者受け入れ3月で30人以上のいずれかを満たす場合は100/100

※1　自院の一般病棟から転棟した患者割合，自宅等から入棟した患者割合，在宅復帰率について，短期滞在手術等基本料3を算定する患者及び短期滞在手術等基本料1の対象手術を実施した患者を対象から除く。

※2　在宅復帰率の分子に，在宅強化型（超強化型を含む）の介護老人保健施設への退院患者の数の半数を加える。

〔厚生労働省：令和6年度診療報酬改定の概要 入院Ⅲ（回復期），p.11，2024〕

かかる費用の多くが包括化されています。

1）回復期リハビリテーション病棟入院料

入院時，転院時，退院時および定期的に日常生活機能評価またはFIMの測定を行い，診療録に記載する必要があります。

2）地域包括ケア病棟入院料

退院した患者の退院先を診療録に記載しておく必要があります。特に自宅退院の際には忘れがちですので，記載しておくようにしてください。

表6　回復期リハビリテーション病棟入院料の内容

		入院料1	入院料2	入院料3	入院料4	入院料5 (※1)
職員の配置に関する施設基準	医師	専任常勤1名以上				
	看護職員	13対1以上(7割以上が看護師)		15対1以上（4割以上が看護師)		
	看護補助者	30対1以上				
	リハビリ専門職	専従常勤のPT3名以上, OT2名以上, ST1名以上		専従常勤の PT2名以上, OT1名以上		
	社会福祉士	専任常勤1名以上 ⇒ 専従常勤1名以上		―		
	管理栄養士	専任常勤1名		専任常勤1名の配置が望ましい		
リハビリテーションの提供体制等に関する施設基準	休日のリハビリテーション	○		―		
	FIMの測定に関する院内研修会	年1回以上開催	―	年1回以上開催	―	
	リハビリ計画書への栄養項目記載／GLIM基準による評価	○		GLIM基準を用いることが望ましい		
	口腔管理	○		―		
	第三者評価	受けていることが望ましい	―	受けていることが望ましい	―	
	地域貢献活動	参加することが望ましい		―		
アウトカムに関する施設基準	新規入院患者のうちの, 重症の患者の割合	4割以上		3割以上		
	自宅等に退院する割合	7割以上				
	リハビリテーション実績指数	40以上	―	35以上	―	
	入院時に重症であった患者の退院時の日常生活機能評価（）内はFIM総得点	3割以上が4点（16点）以上改善		3割以上が3点（12点）以上改善		―
点数 （）内は生活療養を受ける場合		2,229点 (2,215点)	2,166点 (2,151点)	1,917点 (1,902点)	1,859点 (1,845点)	1,696点 (1,682点)

※1：入院料5については，届出から2年間に限り届け出ることができる。

〔厚生労働省：令和6年度診療報酬改定の概要　入院Ⅲ（回復期），p.6，2024〕

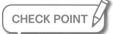

CHECK POINT　どの入院料を算定するのか？

　特定入院料は，入院の際に，算定要件として医師の必要事項の診療録記載が求められるものがあります。入院時に記載が必要な項目もありますので，日頃から患者がどの入院料を算定するのか意識するようにし，患者が入院したら直ちに記載するようにしましょう。

2.2.3　入院基本料等加算

　保険医療機関が入院料を算定するにあたっては，先に述べた入院診療計画，感染防止対策，安全管理体制，褥瘡対策，栄養管理体制，また1日に看護を行う看護職員の数など，算定する入院料の項目に応じて施設基準が定められています。加えて，より手厚い診療体制，また重症の入院患者などに対する診療を評価するため，入院基本料等加算が設けられています。

　これらは高い水準の医療を提供していることを評価するものであり，施設基準や算定要件が詳細に規定されている項目もあります。診療録の記載が要件になっているものもあり，定められた要件を確実に実施したうえで算定する必要があります。

　代表的な入院基本料等加算には次のような項目があります。

(1) 救急医療管理加算【A205：1,050点（10,500円）または420点（4,200円）】

　この救急医療管理加算の算定で注意したいのは，救急医療管理加算1と2の算定対象患者の違いです。救急医療管理加算1の対象となる患者は，次に掲げる状態にあって，医師が診察等の結果，緊急に入院が必要であると認めた重症患者です。

　なお，当該加算は，入院時において当該重症患者の状態であれば算定できるものであり，当該加算の算定期間中において継続して当該状態でなくても算定できます。

　ア　吐血，喀血又は重篤な脱水で全身状態不良の状態

　イ　意識障害又は昏睡

　ウ　呼吸不全又は心不全で重篤な状態

　エ　急性薬物中毒

　オ　ショック

　カ　重篤な代謝障害（肝不全，腎不全，重症糖尿病等）

　キ　広範囲熱傷，顔面熱傷又は気道熱傷

ク　外傷，破傷風等で重篤な状態

　　ケ　緊急手術，緊急カテーテル治療・検査又はt-PA療法を必要と
　　　する状態

　　コ　消化器疾患で緊急処置を必要とする重篤な状態

　　サ　蘇生術を必要とする重篤な状態

　　シ　その他の重症な状態

　救急医療管理加算2の対象となる患者は，アからサに準ずる状態またはその他の重篤な状態（シ）であって，医師が診察等の結果，緊急に入院が必要であると認めた重症患者になります。つまり「シ　その他の重症な状態」は救急医療管理加算2のみ算定が可能な状態です。中医協における2024（令和6）年度診療報酬改定の議論の中で，この「シ」の状態であるとされた患者の傷病名で一番多かったのは「脳梗塞」，そして「食物及び吐物による肺臓炎」，「尿路感染症」，「穿孔又は膿瘍を伴わない大腸の憩室性疾患」，「急性尿細管間質性腎炎」と続くことが明らかになりました。

　どうでしょうか，ここまでの説明で救急医療管理加算1と2の算定対象患者の違いはご理解いただけたでしょうか？　「準ずる状態」の明確な基準は示されていないので，スッキリと理解できた方は少ないと思います。そこで，救急医療管理加算1と2の算定項目としての成り立ちについて知っていただき，どのようなスタンスでこの加算を算定すべきなのか解説します。

　救急医療管理加算は，2012（平成24）年度診療報酬改定までは，1つの点数で800点でした。しかし，算定されている患者の中には重篤な状態ではない方が含まれていることがわかり，適正化の観点から点数が低い加算2が新設される形で，2014（平成26）年度診療報酬改定から1と2に分けられ，それぞれ800点と400点とされました。その後，重篤な救急患者を入院させる機能への評価が続き，加算1は900点，加算3は300点と差がつけられるようになり，2022（令和4）年診療報酬改定では，加算1が1,050点，加算2が420点となりました。2024（令和6）年診療報酬改定では，経過観察が必要であるため入院させる場合など算定の対象とならない場合が

明確化され，加算2を算定した患者のうち，その他の重症な状態の割合が5割を超える医療機関には加算が設定されました。

　加算1を算定する場合には，算定の根拠を説明できるようにしておく必要があります。例えば，院内に加算1の算定の基準などを整備し，職員に周知することで，自施設として加算1の算定を判断した理由について明確化しておくことも一案です。

（2）栄養サポートチーム加算【A233-2：200点（2,000円）】（週1回）

　栄養サポートチーム加算は，栄養障害の状態にある患者などに対して，保険医，看護師，薬剤師，管理栄養士など多職種からなるチームが，患者の生活の質の向上，原疾患の治癒促進および感染症などの合併症予防などを目的として診療を行うことを評価したものです。

　2020（令和2）年度診療報酬改定では，入院患者に対する栄養面への積極的な介入を推進するため，算定対象として結核病棟や精神病棟も追加されました。

　この加算を算定するためには，栄養サポートチームが栄養状態の改善にかかるカンファレンスおよび回診を週1回程度開催し，その結果を踏まえて，対象となる患者の診療を担当する保険医，看護師などと共同して，栄養治療実施計画を作成する必要があります。

　また，その内容を患者などに説明したうえで交付し，計画書の写しを診療録に添付しなければなりません。患者の退院時や転院時は，チームで退院時等指導を行い，その内容を栄養治療実施報告書として記録します。報告書の写しも患者などに交付し，診療録に添付しなければなりません。

（3）医療安全対策加算【A234：85点（850円）または30点（300円）】

　医療安全対策加算は，保険医療機関が組織的に医療安全対策を実施していることを評価したものです。この加算を算定するためには，保険医療機関はまず，医療安全対策にかかる適切な研修を修了した専従（加算1の場合），または専任（加算2の場合）の看護師，薬剤師などを医療安全管理者として

配置する必要があります。医療安全管理者は，安全管理部門の業務の企画立案および評価を行い，また，定期的に院内を巡回し各部門の医療安全対策を推進するよう定められています。

そのほか，医療安全管理部門を設置すること，患者相談窓口を設置すること，医療安全管理者の活動実績を記録すること，カンファレンスを週1回程度開催することなど，組織的な医療安全対策の内容が規定されています。

（4）感染対策向上加算【A234-2：（例）「1」710点（7,100円）】

感染対策向上加算は序章でも触れましたが，これまでの「感染防止対策加算」の名称を変更して作られた加算です。これまでの「入院料の施設基準として定められている院内感染防止対策を行ったうえで，さらに院内に感染制御チームを設置し，組織的な感染防止対策を行う保険医療機関を評価したもの」に加えて「地域の医療機関等が連携して実施する感染症対策の取組，新興感染症の発生時等に都道府県等の要請を受けて感染症患者を受け入れる体制等の確保」を評価するものです。感染制御チームには，専任の医師，看護師，薬剤師，臨床検査技師を配置し，加算1を算定する場合は，医師または看護師のうち1名は専従である必要があります。感染制御チームは，最新のエビデンスに基づき感染制御マニュアルを作成する，1週間に1回程度院内を巡回する，加算1の医療機関と加算2の医療機関が少なくとも年に4回，共同カンファレンスを行うことなどが定められています。

2024（令和6）年度診療報酬改定では，感染症法の規定に基づき都道府県知事から指定された第一種協定指定医療機関または第二種協定指定医療機関であることが施設基準に追加されました。また，連携する高齢者施設に対して感染対策に関する助言を行うことについても専従の業務とみなされるようになりました。

また，特定抗菌薬（広域スペクトラムを有する抗菌薬，抗MRSA薬など）について，届出制または許可制の体制をとることも重要です。

（5）褥瘡ハイリスク患者ケア加算【A236：500点（5,000円）】（入院中１回）

　褥瘡ハイリスク患者ケア加算は，褥瘡予防・管理が難しく重点的な褥瘡ケアが必要な患者に対して，計画的な褥瘡対策を行うため，専従の褥瘡管理者を配置している保険医療機関を評価したものです。専従の褥瘡管理者は，褥瘡などの創傷ケアにかかる適切な研修を修了した看護師などである必要があります。

　この加算の算定対象となる患者も定められており，ベッド上安静であって，次に掲げる状態にあるものです。

- ・ショック状態のもの
- ・重度の末梢循環不全のもの
- ・麻薬などの鎮痛・鎮静剤の持続的な使用が必要であるもの
- ・６時間以上の全身麻酔下による手術を受けたもの
- ・特殊体位による手術を受けたもの
- ・強度の下痢が続く状態であるもの
- ・極度の皮膚の脆弱（低出生体重児，GVHD，黄疸など）であるもの
- ・褥瘡に関する危険因子（病的骨突出，皮膚湿潤，浮腫など）があって，すでに褥瘡を有するもの

　褥瘡管理者は，このような患者について，主治医や看護師などと共同して，褥瘡の発生予防などに関する褥瘡リスクアセスメント票・予防治療計画書を個別に作成する必要があります。

（6）認知症ケア加算【A247：（例）「1」イ，180点（1,800円）】（1日につき）

　認知症ケア加算は，認知症患者が，身体疾患の治療を円滑に受けられることを目的とした加算です。多職種からなる認知症ケアチームが患者に関わり始めた日から算定できますが，身体拘束をした日には40％に逓減されます。身体拘束を行う場合には，解除に向けた検討を少なくとも１日に１度行う必要があります。2024（令和６）年度診療報酬改定から求められる対応にせん妄対策が含められ，次の（7）せん妄ハイリスク患者ケア加算との併算定ができないこととなりました。

(7) せん妄ハイリスク患者ケア加算【A247-2：100点（1,000円）】（入院中1回）

　せん妄ハイリスク患者ケア加算は，急性期医療を担う医療機関において，入院患者のせん妄のリスク因子の確認を行い，ハイリスク患者に対するチェックリストに基づいたせん妄対策を評価するものです。なお，この加算の算定要件は，すべての患者のせん妄リスク評価を行うことですので，算定していない患者であってもせん妄のリスク評価が必要であることに注意が必要です。

(8) 入退院支援加算【A246：（例）「1」イ，700点（7,000円）】（退院時1回）

　入退院支援加算は，地域包括ケアシステム推進のための取り組みを強化する目的で導入された退院支援加算が，いくつかの内容変更を受けたうえで，2018（平成30）年度診療報酬改定より名称変更されたものです。入院前からの支援の強化や退院時の地域の関係者との連携を推進するなど，切れ目のない支援を行うことを評価しています。2024（令和6）年度診療報酬改定では，退院困難な要因に，特別なコミュニケーション支援を要する者および強度行動障害の状態の者が追加されました。算定要件については，表7を確認してください。なお，退院支援計画を文書で患者または家族に説明を行ったうえで交付し，その内容を診療録に貼付または記載することや，退院先を診療録等に記載することが必要となっています。

　入院前からの患者支援を実施することにより，円滑な入院医療の提供や病棟負担の軽減等を推進するため，関係する職種と連携して入院前からの支援を十分に行い，入院後の管理に適切に繋げた場合について算定できる入院時支援加算は，療養支援計画書の作成が明記されました。また，入院時支援加算は療養支援計画の内容によって1と2に分けられることになりました。ただし，いずれの加算も，入退院支援加算を算定していることが前提です。

表7　入院時支援加算の内容と要件

	入退院支援加算1	入退院支援加算2
退院困難な患者の抽出	入院後3日以内	入院後7日以内
患者・家族との面談	入院後7日以内 （療養病棟では14日以内）	できるだけ早期に面談し，入院後7日以内に退院支援計画作成着手
多職種による カンファレンス実施	入院後7日以内	できるだけ早期

```
ア　身体的・社会的・精神的背景を含めた患者情報の把握
イ　入院前に利用していた介護サービス又は福祉サービスの把握
ウ　褥瘡に関する危険因子の評価
エ　栄養状態の評価
オ　服薬中の薬剤の確認
カ　退院困難な要因の有無の評価
キ　入院中に行われる治療・検査の説明
ク　入院生活の説明
```

※1　アからクまでのすべてを実施して療養支援計画を立てた場合は，入院時支援加算1を算定
※2　ア，イおよびクを含む一部の項目を実施して療養支援計画を立てた場合は，入院時支援加算2を算定

2.2.4　入院期間の確認（入院料の支払要件）

　180日を超える入院は保険外併用療養費となるため，医療機関は患者の入院に際し，患者またはその家族等に対して過去3カ月以内の入院の有無を確認しなくてはなりません。

　したがって，医療機関はほかの医療機関からの入院履歴にかかる問い合わせに速やかに対応できるように必要な体制を整えておく必要があり，患者に退院証明書を渡すことが望ましいとされています。

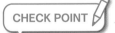 CHECK POINT　**患者の容体判断と退院先の把握を**

　入院基本料等に関する加算については，評価の結果が不適切である場合や，記載要件を満たしていないケースが散見されます。

入退院支援加算は，退院支援計画を作成することが第一ですが，退院先の状態が整っていることを主治医が把握していることも重要です。施設への退院や療養病床など，長期入院のための転院である場合は退院先を診療録にしっかり書いていることが多いですが，自宅への退院の場合は記載がないことが多く見受けられます。自宅の環境整備なども退院時に課題になることもありますので，忘れずに診療録等に記載をしましょう。

2.3　医学管理等

2.3.1　医学管理とは

　診療報酬点数表における医学管理等（指導料・管理料）とは，処置や投薬などの物理的な技術料と異なり，医師であるからこその仕事，患者指導や医学的管理そのものを評価する項目です。「見えない技術料」であるために，「診療報酬請求の根拠は，診療録（カルテ）にある」という考え方が根底に流れる算定要件が多いです。また，医学管理等の各項目は月に決められた回数を出来高で算定できるものがほとんどです。さらに，ほかの医学管理等を算定している場合には，あわせて算定（併算定）できないものもあります。

　事務担当職員は，算定にかかる要件を知ったうえでレセプトを作成していきますが，上記の通り，医学管理等は医師の患者指導や医学的管理を評価する項目ですから，算定要件に診療録への記載を求めるものが多くありますので，請求の際には診療録に必要な記載がされているか確かめる必要があります。保険医としても，少なくとも自分の科の診療に関係のある項目の要件は知っておかなければなりません。

　本項では代表的な医学管理等を紹介します。

2.3.2 代表的な医学管理等

(1) 情報通信機器を用いて行った場合の医学管理料

　情報機器を用いて行う医学管理については，オンライン診療の保険適用の経緯とリンクしながら，2018（平成30）年改定からの3回の診療報酬改定ごとに大きく変化しました。

　2018（平成30）年度診療報酬改定で，オンライン診療による計画的な療養上の医学管理を行うことを評価する観点から，オンライン診療料とともにオンライン医学管理料，オンライン在宅管理料が新設されました。

　その後，2020（令和2）年度診療報酬改定では，オンライン医学管理料という項目を削除し，個別の医学管理料における情報通信機器を用いて行った場合の評価に見直されました。

　そして，2022（令和4）年度診療報酬改定では，2020（令和2年）度診療報酬改定のスキームをベースに，医学管理料に検査料が含まれるものはオンラインでの診療の際に算定できないという考え方がとられ，地域包括診療料，認知症地域包括診療料，生活習慣病管理料の告示の規定から情報通信機器を用いて行った場合の算定項目が削除されました。

　2024（令和6）年度診療報酬改定情報通信機器を用いて行った場合でも算定できる医学管理料として，新設された検査等を包括しない生活習慣病管理料（Ⅱ），小児特定疾患カウンセリング料が追加されました（表8参照）。

表8　代表的な医学管理等一覧

特定疾患療養管理料	がん患者指導管理料
小児特定疾患カウンセリング料	外来緩和ケア管理料
小児科療養指導料	移植後患者指導管理料
てんかん指導料	腎代替療法指導管理料
難病外来指導管理料	乳幼児育児栄養指導料
糖尿病透析予防指導管理料	生活習慣病管理料（Ⅱ）
在宅自己注射指導管理料	療養・就労両立支援指導料
ウイルス疾患指導料	がん治療連携計画策定料2
皮膚科特定疾患指導管理料	外来がん患者在宅連携指導料
小児悪性腫瘍患者指導管理料	肝炎インターフェロン治療計画料
がん性疼痛緩和指導管理料	薬剤総合評価調整管理料

ただし，算定できる点数は対面診療に比べると少ない点数となっています。

---

1 入院中の患者に対して実施されるもの

2 救急医療として実施されるもの

3 検査等を実施しなければ医学管理として成立しないもの

4 「オンライン診療の適切な実施に関する指針」において，実施不可とされているもの

5 精神医療に関するもの

※以下，オンライン診療で算定可能な医学管理料の項目には，「オンライン可」と記載。

(2) 特定疾患療養管理料【B000：（例）「1」225点（2,250円），オンライン可】

　　（月2回まで，200床未満の病院・診療所で算定可，初診の月は算定不可）

　特定疾患療養管理料は，プライマリ・ケアを担う地域のかかりつけ医が，計画的に療養上の管理を行うことを評価するものです。厚生労働大臣が定める疾患（がん，心不全，狭心症，喘息，肺気腫，肝炎など）を主病とする患者に対して，治療計画に基づき，服薬，運動，栄養などの療養上の管理を行った場合に算定できます。もちろん，診療録に管理内容の要点を記載することが要件です。あらかじめ作成したスタンプを押し，該当する部分に○をつけるだけでは，管理内容の要点を診療録に記載したとみなすには不十分です。また，治療計画を立てていない場合や，実態的に主病に対する治療がその医療機関で行われていない場合，または検査を行っただけ，全身的な管理の中心が特定疾患ではなく，例えば「かぜで診療しただけ」の月には算定できません。

　主病の定義についても，留意事項通知から引用しておきます。

「主病とは，当該患者の全身的な医学管理の中心となっている特定疾患をいう」

　2024（令和6）年度診療報酬改定では対象疾患から生活習慣病である糖

尿病，脂質異常症，および高血圧が除外され，アナフィラキシーとギラン・
バレー症候群が追加されました。

（3）特定薬剤治療管理料【B001「2」：470点（4,700円）または100点（1,000円）】
　　（月1回まで，採血料・測定料を包括）

　特定薬剤治療管理料は，医師が精密な血中薬物濃度管理をしていることを
評価するものです。定められた特定薬剤の血中濃度を測定し，その結果に基
づき薬剤の投与量を精密に管理した場合に算定できます。すなわち，SOAP
（Subject，Object，Assessment，Plan）形式の診療録でいえば，Objectに
血中濃度の値，Planに今後の特定薬剤にかかる増減等の方針，この2項目
がともに記載されている条件が揃わないと算定できません。したがって，即
日血中濃度の結果が出ない薬剤の場合，算定するのは測定した日ではなく，
結果が出た後の診療日が適切です。本管理料も血中濃度の検査代ではないの
で，検査実施をみて事務担当職員が自動的に算定することはできません。医
師として自らの専門領域で血中濃度管理が必要な薬と疾患を覚えるととも
に，自らが本管理料の算定まで責任を持つことが重要です（表9）。

（4）悪性腫瘍特異物質治療管理料【B001「3」：（例）ロ（1）360点（3,600円）】
　　（月1回まで）

　悪性腫瘍特異物質治療管理料は，悪性腫瘍であるとすでに確定診断された
患者に対して，腫瘍マーカー検査を行い，**当該検査の結果に基づき**計画的な
治療管理を行った場合に月1回に限り算定できます。したがって，例えば大
腸がんが強く疑われる患者であっても，確定診断がなされる前のCEAでは
算定できません（その場合は検査の部にある「腫瘍マーカー」の項目で算定
することになります）。また，「結果に基づき」ですから，前述の特定薬剤治
療管理料と同様に，診療録に検査結果および治療計画の要点の2項目がとも
に記載されているという条件が揃わないと算定できません。

表9　特定薬剤治療管理料の算定に該当する製剤名

対象疾患など	製剤名	投与方法等
心疾患	ジギタリス製剤	重症うっ血性心不全の患者に急速飽和で投与した場合は算定点数が変わる
てんかん	抗てんかん剤	全身性けいれん発作重積状態の患者に注射により投与した場合は算定点数が変わる
臓器移植術を受けた患者	免疫抑制剤 （シクロスポリン，タクロリムス水和物，エベロリムス，ミコフェノール酸モフェチル）	臓器移植における拒否反応の抑制
気管支喘息など	テオフィリン製剤	
不整脈	抗不整脈用剤 （プロカインアミド，N-アセチルプロカインアミド，ジソピラミド，キニジン，アプリンジン，リドカイン，ピルジカイニド塩酸塩，プロパフェノン，メキシレチン，フレカイニド，シベンゾリンコハク酸塩，ピルメノール，アミオダロン，ソタロール塩酸塩，ベプリジル塩酸塩）	継続的に投与
統合失調症	・ハロペリドール製剤 ・ブロムペリドール製剤 ・治療抵抗性統合失調(クロザピン)	
躁うつ病	リチウム製剤	
躁うつ病または躁病	・バルプロ酸ナトリウム ・カルバマゼピン	
・ベーチェット病 ・再生不良性貧血 ・赤芽球癆 ・尋常性乾癬 ・膿疱性乾癬 ・乾癬性紅皮症 ・関節症性乾癬 ・全身重症筋無力症 ・アトピー性皮膚炎 ・ネフローゼ症候群 ・川崎病の急性期	シクロスポリン	・ベーチェット病については活動性・難治性眼症状を有する患者，またはその非感染性ぶどう膜炎（視力低下の恐れのあるもの）の患者 ・アトピー性皮膚炎については，既存の治療で十分な効果が得られない患者に限る
・全身型重症筋無力症 ・関節リウマチ ・ループス腎炎 ・潰瘍性大腸炎 ・間質性肺炎（多発性筋炎，皮膚筋炎に合併するもの）	タクロリムス水和物	
・若年性関節リウマチ ・リウマチ熱 ・慢性関節リウマチ	サリチル酸系製剤	継続的に投与

（次頁へ続く）

表9 続き

対象疾患など	製剤名	投与方法等
悪性腫瘍	メトトレキサート	
結節性硬化症	エベロリムス	
細菌感染症など	・アミノグリコシド（アミノ配糖体抗生物質） ・バンコマイシン，テイコプラニン（グリコペプチド系抗生物質） ・ボリコナゾール（トリアゾール系抗真菌薬）	・入院中の患者のみ ・数日間以上投与
・重症または難治性真菌感染症 ・造血幹細胞移植の患者	ボリコナゾール（トリアゾール系抗真菌薬）	造血幹細胞移植の患者については，深在性真菌症の予防目的に限る
慢性骨髄性白血病など	イマチニブ	
リンパ脈管筋腫	シロリムス製剤	
腎細胞がん	スニチニブ	
片頭痛	バルプロ酸ナトリウム	

(注) 特定薬剤治療管理料2については，サリドマイドおよびその誘導体を投与している患者について，服薬に係る安全管理の遵守状況を確認し，その結果を所定の期間に報告するなどにより，投与の妥当性を確認したうえで必要な指導などを行った場合に算定できる。

(5) 地域包括診療料【B001-2-9：1,660 点（16,600 円）または 1,600 点（16,000 円）】
（月 1 回，200 床未満の病院・診療所で算定可，初診の月は算定不可，以下に記載する項目を除いて包括）

　地域包括診療料は，主治医機能を担う中小病院（200 床未満の病院）および規模の大きい診療所の医師に対して，複数の慢性疾患〔脂質異常症，高血圧症，糖尿病，慢性心不全，慢性腎臓病（慢性維持透析を行っていないものに限る。），認知症の6疾患のうち2つ以上〕を有する患者に対して，患者の同意を得たうえで，継続的かつ全人的な医療を行うことについて評価するものです。なお，小規模の診療所に対しては同様の趣旨に基づいて，再診料の加算として地域包括診療加算が設けられています。一方，大病院は急性期を担うものとして，他医療機関からの紹介状のない患者が大病院を外来受診することの抑制が図られているため，地域包括診療料は算定できません。

　地域包括診療料の算定にあたっては，主治医としての役割を果たす担当医を患者の同意を得て決めることや，関係団体主催の研修を修了することが求められるほか，担当医が患者の服薬管理や健康管理に関与すること，さらに

適宜，要介護認定にかかる主治医意見書の作成を行うことなどが求められます。また，地域包括診療料では診療時間外の再診における各加算や診療情報提供料（Ⅱ）（p.142参照），在宅医療の部にある項目（訪問診療料などは算定不可），薬剤料（処方料および処方箋料などは算定不可），対象患者の急性増悪時に実施した検査，画像診断，処置（550点以下は算定不可）を除いて，すべて包括され，別に算定できません。

2024（令和6）年度診療報酬改定では，介護支援専門員および相談支援員との相談に応じること，市区町村が実施する認知症施策に協力している実績があること，患者の状況等に合わせて医師の判断により，リフィル処方や長期処方に対応可能であることを，患者に周知することなどが要件として加えられました。

(6) 認知症地域包括診療料【B001-2-10：1,681点（16,810円）または1,613点（16,130円）】（月1回）

認知症地域包括診療料は，認知症患者で，認知症以外に1以上の疾患（疑いを除く）を有する患者について算定することができます。認知症地域包括診療料では，地域包括診療料の算定要件に加えて，1処方での多剤投与の制限（内服薬5種類以下，抗うつ薬，抗精神病薬，抗不安薬または睡眠薬をあわせて3種類以下）が求められています。

(7) 皮膚科特定疾患指導管理料【B001「8」：（Ⅰ）250点（2,500円）または（Ⅱ）100点（1,000円），オンライン可】（月1回，皮膚科または皮膚泌尿器科を標榜する医療機関で算定）

皮膚科特定疾患指導管理料は，皮膚科を担当する医師による専門的で高度な技術を評価したものです。対象疾患によって点数が違い，いわゆる難病（天疱瘡，尋常性乾癬など）では（Ⅰ）が算定でき，帯状疱疹，蕁麻疹，アトピー性皮膚炎（16歳以上の患者），尋常性白斑，円形脱毛症および脂漏性皮膚炎は（Ⅱ）を算定します。なお，診療計画および指導内容の要点を診療録に記載する必要があります。また，同じ月に（Ⅰ）と（Ⅱ）を両方算定す

ることはできません。

（8）慢性維持透析患者外来医学管理料【B001「15」：2,211点（22,110円）】
（月1回，各種検査の検査料および判断料を包括）

　慢性維持透析患者外来医学管理料は，透析導入後3カ月以上が経過し，外来で安定した状態にある「定期的に透析を必要とする患者」について，特定の検査結果に基づいて，計画的な治療管理を行った場合に算定します。これには各種検査の検査料および判断料が含まれています。また，出血性合併症を伴った手術や副甲状腺機能亢進症へのパルス療法などの治療があり，月2回以上末梢血液一般検査を実施する，カルシウム，リンの検査を実施するなどの場合は，これらの理由をレセプトの摘要欄に記載すると，検査料を別に算定できる場合もあります。このほか具体的な検査項目・頻度については，日本透析医会が出している『安定期慢性維持透析の保険診療マニュアル』などを参考にしてください。

　なお，血液透析と腹膜透析を併施している場合，本管理料は算定できません。

（9）小児科外来診療料【B001-2：(例)「1」イ 604点（6,040円）】，小児かかりつけ診療料【B001-2-11：(例)「1」イ（1）652点（6,520円）】
（届出をしている医療機関の小児，1日につき）

　小児科外来診療料は，小児外来における検査・投薬などのほか，指導等の重要性等を鑑み，医療機関の選択により6歳未満児の外来診療を1日単位で包括化したものです。なお，2020（令和2）年度診療報酬改定では施設基準の届出が必須となり，届出医療機関では6歳未満のすべての小児を対象とすることになります（ただし，在宅療養指導管理料を算定している小児を除く）。

　また，小児かかりつけ診療料は，かかりつけ医として，患者の同意を得たうえで，緊急時や明らかに専門外の場合等を除き，継続的かつ全人的な医療を行うことについての評価で，患者ごとに原則として1カ所の保険医療機関が算定するものです。

（10）地域連携小児夜間・休日診療料【B001-2-2：450点（4,500円）または600点（6,000円）】（届出をしている医療機関）

　地域連携小児夜間・休日診療料は，地域で連携をとりつつ，小児の救急医療の確保のために，夜間，休日または深夜に小児の診療が可能な体制を保つことを評価する項目です。届出医療機関において夜間，休日または深夜であって，あらかじめ地域に周知している時間に6歳未満の小児を診察した場合に算定できます。

（11）生活習慣病管理料（I）【B001-3：（例）（I）「1」610点（6,100円）】
　　　（月1回，200床未満の病院・診療所で算定可，初診の月は算定不可，
　　　検査・注射の費用をすべて包括）

　生活習慣病管理料は，高血圧，脂質異常症，糖尿病を主病とする外来患者に対して，生活習慣に関する総合的な治療管理が重要であることから設定されたものです。定められた書式に基づいて治療計画を策定し，これに基づき服薬，運動，休養，栄養，喫煙，家庭での体重や血圧の計測，飲酒およびその他療養を行うにあたっての問題点など，生活習慣に関する総合的な治療管理を行い，さらに療養計画書を患者に交付し，丁寧に患者に説明し，同意を得て計画書に署名を受けた場合に算定できます。

　なお，療養計画書の内容に変更がない場合も，療養計画書を4月に1回以上は交付し，この写しを診療録に貼付しなくてはなりません。2024（令和6）年度診療報酬改定では，検査や注射等を包括した生活習慣病管理料（I）と，それらを包括しない生活習慣病管理料（II）に改定されました。また，診療ガイドラインを参考に疾病管理を行うことや，糖尿病患者には歯科受診を推奨することが要件とされました。

（12）ニコチン依存症管理料【B001-3-2：（例）「1」イ230点（2,300円）】
　　　（届出をしている医療機関，オンライン可）

　ニコチン依存症管理料は，禁煙治療を希望する外来患者に対し，ニコチン依存症の診断（スクリーニングテスト：TDS），患者への説明と治療への同

意，禁煙治療の内容などについて『禁煙治療のための標準手順書』（日本循環器学会ほか）に従って，初回の当該管理料を算定した日から起算して12週間にわたり計5回の禁煙治療を行った場合に算定します。

　本管理料を算定するためには，禁煙治療の経験を有する医師や専任の看護師を配置するほか，医療機関の敷地内を完全禁煙とするなど，いくつかの施設基準が定められています。

　2020（令和2年）年度診療報酬改定では，2回目から4回目に情報通信機器を用いた診療が評価され，加熱式たばこの喫煙者も対象となりました。

(13) 肺血栓塞栓症予防管理料【B001-6：305点（3,050円）】

　　（入院中1回，予防処置に用いた機器および材料の費用を包括）

　肺血栓塞栓症予防管理料は，肺血栓塞栓症を発症する危険性が高い入院患者に対して，肺血栓塞栓症の予防を目的として，関係学会が作成した『肺血栓塞栓症および深部静脈血栓症の診断，治療，予防に関するガイドライン』に留意した医学管理を行った場合を評価するものです。したがって，高リスクなのか中リスクなのか，といった患者の危険性の高さの評価・診断を行って，診療録に記載するようにしてください。なお，弾性ストッキング（使用できない場合は弾性包帯を含む）または間歇性空気圧迫装置を用いた場合に算定できるものであって，ヘパリンやエドキサバン（リクシアナ）などの薬剤のみで予防管理を行った場合には算定できません。

(14) 外来リハビリテーション診療料1，2【B001-2-7：「1」73点（730円），「2」110点（1,100円）】

　　〔施設基準を満たす医療機関，「1」は7日間に1回，「2」は14日間に1回，初診料，再診料（外来診療料）を包括〕

　外来リハビリテーション診療料は，リハビリテーションに関する，医師による包括的な診察を評価するものです。通常，外来患者のリハビリテーションを実施する場合は，原則としてリハビリテーション実施前に毎回医師が診察する必要があり，その都度再診料を算定します。

一方，状態が比較的安定している患者であって，リハビリテーション実施計画書において，疾患別リハビリテーションを1週間に2日以上（外来リハビリテーション診療料1）または，2週間に2日以上（外来リハビリテーション診療料2）提供することとしている場合，外来リハビリテーション診療料の対象とすることができます。この場合は，以下に記載する要件を満たすことで，医師は7日または14日に1回診察すれば，疾患別リハビリテーション料を算定することができます。

　具体的には，本診療料ではリハビリテーションを要する外来患者に対して，リハビリテーションの実施に関し必要な診療を行った場合に，「1」については7日間に1回，「2」については14日間に1回算定できます。本診療料を算定した場合には算定した日から起算してそれぞれ7日以内（「1」の場合），14日以内（「2」の場合）の期間に初診料，再診料（外来診療料）は算定できません。また，本診療料の対象患者については，もし患者の都合で予定していた診察日に来院しないことがあると，8日目（「1」の場合）もしくは15日目（「2」の場合）のリハビリテーションも無診察になってしまいかねませんので，本診療料を算定する体制をとる場合，スタッフが各患者のリハビリテーションや来院の実績を毎回しっかり確認する必要があります。

　なお，本診療料の算定にあたっては，疾患別リハビリテーション料の算定ごとに医師はリハビリテーションを提供したスタッフから報告を受け，その効果や進捗状況を確認して診療録等に記載することが必要です。また，リハビリテーションスタッフが十分な観察を行うことや，必要に応じて直ちに医師の診察が可能な体制をとっている必要があります。

(15) 外来放射線照射診療料【B001-2-8：297点，2,970円】
　　〔届出をしている医療機関，7日間に1回，初診料，再診料（外来診療料）を包括〕
　　外来放射線照射診療料は，外来での放射線治療時に，患者の状態像や医療機関における治療提供時の体制を踏まえ，医師の指示による看護師や診療放

射線技師などのチームによる毎回の観察を評価するものです。このような体制のもと，毎回の放射線治療を行う前に，医師が診察しなくても放射線治療を受けられるようになりました。

　届出医療機関で，放射線治療を要する外来患者に対して，放射線治療医が放射線治療の実施に関し必要な診療を行った場合に，7日間に1回算定できます。ただし，算定する日から起算して7日以内の期間に4日以上の放射線治療を予定していない場合には2分の1の算定となります。

　また，算定する日から起算して7日以内の期間は初診料，再診料（外来診療料）を算定せずに，放射線照射の費用のみを算定します。

（14）と（15）の基本診療料と特掲診療料の考え方について

　第2章（p.102）では，基本診療料と特掲診療料の関係について解説しました。その際，例外的に基本診療料の算定がなくとも特掲診療料が算定できる例として，外来リハビリテーション診療料と外来放射線照射診療料をあげました。外来リハビリテーション診療料1（1週間に2回以上のリハビリの提供が必要）は1回分の再診料と同額の点数設定であり，外来放射線照射診療料（7日以内に4回以上の放射線治療を予定する必要あり）は4回分の再診料とほぼ同額の点数設定になっています。

　比較的安定した患者への治療について，治療計画に基づく治療，医療機関としての安全管理体制の確保，多職種による患者の状態確認と緊急対応体制の確保などを施設基準として設定し，届出をさせることで，医師法における無診察治療とならないような診療体制を担保させているわけです。

　これらの算定項目がきちんと用意されていますので，これまで毎日リハビリ室や待合室で患者の顔を見たり，あいさつをしたりすることを"診察"と称し，再診料を算定していたような多忙な医療機関におかれましては，ぜひ，外来リハビリテーション診療料の届出を行って，算定の日に適切な診察を診察室で実施していただきたいと思います。

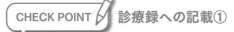

CHECK POINT 診療録への記載①

【1】診療録への記載主体について

　医師法第 24 条や療養担当規則第 22 条より，医師および保険医は診療をしたときには遅滞なく診療録を記載しなければなりませんが，診療録への記載自体はどの職種でも行うことが可能です。電子カルテの普及，働き方改革や地域包括ケアシステムの推進による多職種連携によるチーム医療が病院・診療所内に留まらず，在宅など地域で患者をケアすることが求められる時代となり，患者の情報共有のための連携ツールの活用は患者にとっても医療者にとっても重要性を増しています。その連携のために，診療録に多職種が患者ケアの情報を書き込むような運用も想定されますが，そのような運用を行っている（または，これからの運用を考えている）方は，以下の点に留意して現在の運用を点検していただきたいと思います。

- ・医科点数表で定められた算定要件において記載主体の規定がなく，「～を診療録に記載すること」と規定されている算定項目は，医師による記載が必要です。
- ・「～を診療録“等”に記載すること」と「等」が記載されている場合には，医師が診療録に記載する以外に，医師以外の職種が診療補助記録等へ記載していても算定可能です。

　では，医科点数表において医師以外に診療録への記載を求めているものはあるのでしょうか。結論からいうと，2018（平成 30）年度診療報酬改定まではありました。それは，2014（平成 26）年度診療報酬改定において特定地域のチーム医療の専従要件の緩和が行われ，その際に新設された要件です（特定地域とは，「『基本診療料の施設基準等』別表 6 の 2 に掲げる地域」で，主に医療過疎の地域です）。

　しかしながら，2020 年度診療報酬改定より，前述の「診療録」への記載は医師，それ以外の職種の記載要件は「診療録等」との整理が徹底

されました。そのため，例えば，特定地域の褥瘡ハイリスク患者ケア加算では，（医師以外に要件を満たした看護師もなることができる）褥瘡管理者による記載を求めている要件は，これまでの「診療録」から「診療録等」へ改められました。

　また，緩和ケア診療加算，栄養サポートチーム加算，褥瘡ハイリスク患者ケア加算，入退院支援加算，外来緩和ケア管理料，糖尿病透析予防指導管理料については，特定地域での算定の際のチームの構成員全員による診療録への記載に関する規定が留意事項通知から削除されていますので，これまで算定されていた方は最新の改定後の算定要件の確認をしていただきたいと思います。

【2】治療計画の記載を忘れずに

①特定薬剤治療管理料

　特定薬剤治療管理料を算定する場合は，定められた特定薬剤の血中濃度を測定してその値を診療録に記載するとともに，それに基づいた治療計画の要点を記載する必要があります。この場合，最も生じやすいミスが，血中濃度の記載はしているものの，治療計画の要点の記載をしていないケースです。血中濃度の測定に基づいた治療計画の要点ですので，当然ながら測定した血中濃度の結果と無関係な記載はこれに該当せず，「2.3.2 代表的な医学管理等」の例でも述べている通り，「測定した血中濃度の結果をもとにした，特定薬剤の増減などの方針」を診療録に記載する必要があります。

②悪性腫瘍特異物質治療管理料

　「2.3.2 代表的な医学管理等」でも述べていますが，悪性腫瘍特異物質治療管理料は，悪性腫瘍と確定診断された患者に対して腫瘍マーカーの測定を行い，その結果を診療録に記載するとともに，治療計画の要点を記載した場合に算定できるものです。算定できないものの例として，診療録への治療計画の要点記載が漏れている場合などです。また，悪性腫

瘍と確定診断されていない患者に対して行った，診断目的での腫瘍マーカー測定をもって当該管理料を算定している場合などがあります。あくまでも悪性腫瘍と確定診断された患者のみが対象となる管理料ですので，しっかりと理解したうえで算定する必要があります。

※2020（令和2）年度診療報酬改定では，前述の①特定薬剤治療管理料と②悪性腫瘍特異物質治療管理料について，検査結果および治療計画について，診療録への記載だけでなく「添付」も可能となりました。ただし，この「添付」の理解について，次の点にご留意ください。

【添付とみなされる場合】

- 外部および自院の検査結果の紙を紙カルテに貼付
- 外部および自院の検査結果の紙をスキャナで取り込み，電子カルテに保存

【添付とみなされない場合】

- 自院の検査結果をオーダリングシステムの画面で表示できる状態

③肺血栓塞栓症予防管理料

肺血栓塞栓症予防管理料は，肺血栓塞栓症を発症する危険性の高い入院患者に対して，肺血栓塞栓症の予防を目的に，弾性ストッキングまたは間歇的空気圧迫装置を用いて計画的な医学管理を行った場合に算定できるものです。なお，計画的な医学管理を行う場合に留意すべき指針として，『肺血栓塞栓症および深部静脈血栓症の診断，治療，予防に関するガイドライン』（日本循環器学会ほか）があります。

当該管理料を算定するうえでの誤りとして多いのは，肺血栓塞栓症に対する適切なリスク評価を行っていないケースや，診療録などにリスク評価の結果が残されておらず，リスク評価を実施したことが確認できないケースなどです。肺血栓塞栓症に対するリスクアセスメントは，当該管理料を算定するための要件としてだけでなく，診療上の医学的妥当性の観点からも必要不可欠なものですので，ガイドラインに留意した，しっかりとしたリスク評価が必要となります。

2.3.3　診療情報提供料

(1) 診療情報提供料（Ⅰ）【B009：250点（2,500円）】

　診療情報提供料（Ⅰ）は，ほかの機関での診療の必要性などを認め，患者に説明し，その同意を得て，診療状況を示す文書を添えて紹介を行った場合に算定することができます。「交付した文書の写しを診療録に添付すること」が算定の要件となっています。

　2020（令和2）年度診療報酬改定では，医療的ケア児が通う学校の学校医または医療的ケアに知見のある医師に対して，主治医が学校における生活に必要な情報を提供した場合にも算定可能となりました。さらに，2022（令和4）年度診療報酬改定では，保育所，幼稚園，高校，高専，専修学校等にも対象が拡大され，アナフィラキシーの既往や食物アレルギー患者も対象に加えられました。

　また，市町村や指定居宅介護支援事業者，介護老人保健施設等に対して診療情報を提供する文書を発行した際にも算定できます。

(2) B009 診療情報提供料（Ⅰ）の注8加算【200点（2,000円）】（退院時診療状況添付加算）

　退院時診療状況添付加算とは，退院後に患者が受診等をする保険医療機関等へ紹介を行う際に，退院後の治療計画，検査結果，画像診断に係る画像情報その他の情報を添付した場合に【B009 診療情報提供料（Ⅰ）】へ加算することができる算定項目です。

　【B009 診療情報提供料（Ⅰ）】の告示の「注8」に記載されていますが，告示には具体的な加算名がありません。電子レセプト請求で使用される医科診療行為マスターには「退院時診療状況添付加算」と登録されており，レセプトにもこの名前で印字されます。この場合，「添付した写し又はその内容を診療録に添付または記載すること」が必要です。

　では，「検査結果，画像診断に係る画像情報その他の情報」についてどのように診療録へ添付または記載すればよいのでしょうか。その答えは以下の通りです。

> ・血液検査や画像診断報告書，病理診断報告書などプリントアウトして紙で診療情報提供提供書に添付したものは，診療情報提供書とともに写しを診療録へ添付するか，まとめてスキャンして電子カルテに保存する。
> ・容量の大きい画像データをCD-ROM等に入れて診療情報提供書に添付した場合には，何月何日の何の画像検査の画像なのかを診療録へ明記する。

　添付した書類があることを，診療情報提供書内のチェックボックスで記載できるようにしている医療機関もあるようですが，それだけでは不十分です。

(3) 診療情報提供料（Ⅱ）【B010：500点（5,000円）】

　診療情報提供料（Ⅱ）は，主治医以外の医師による助言（セカンド・オピニオン）を得ることを推進するものとして，主治医がセカンド・オピニオンを求める患者・家族からの申し出に基づき，治療計画，検査結果，画像情報など，主治医以外の医師がセカンド・オピニオンを行うために必要かつ適切な情報を添付した文書を患者・家族に提供した場合に算定できます。

　これは，セカンド・オピニオンの支援を行うことを評価したものであり，医師がほかの保険医療機関での診療の必要性を認めた場合に算定する診療情報提供料（Ⅰ）とは明確に区別されています。

(4) 連携強化診療情報提供料【B011：150点（1,500円）】

　連携強化診療情報提供料は，2020（令和2）年度診療報酬改定で新設された診療情報提供料（Ⅲ）の名称が，2022（令和4）年度診療報酬改定で変更になったものです。かかりつけ医機能および医療機関間の連携を推進する観点から，紹介先の医療機関から紹介元のかかりつけ医からの求めに応じて，患者の同意を得て情報提供を行った場合について算定可能となりました。また，産科や産婦人科を標榜している医療機関から紹介された妊婦で，頻回の情報提供の必要がある際には，患者の同意を得て，情報提供を行った場合は算定できることとなりました。大きな変更点は，これまで3カ月に1

回の算定であったものが月1回の算定が可能な場合が設定されたことです。

2.4 在宅医療

2.4.1 在宅医療とは

在宅医療の対象は，「通院が困難な患者」です。いわゆる団塊の世代が75歳以上となる2025年に向けて，医療機関の機能分化・連携，在宅医療の充実が必要と考えられることから，近年の医療政策において在宅医療の多様化・高度化が年々進んでおり，それに応じて診療報酬点数表においても関連する診療報酬項目が増えてきています。

在宅医療には大きく分けて在宅患者診療・指導料と在宅療養指導管理料があり，どちらもその算定における原則は「指導内容，治療計画等の診療録への記載」であり，これ自体は診療所・病院における診療・指導，医学管理と同様です。

在宅医療においてはいくつかの診療報酬項目において，同一建物居住者とそれ以外に対する所定点数等が区別されています〔在宅時医学総合管理料，施設入居時等医学総合管理料では"単一建物診療患者"（p. 147参照）〕。

ここでいう"同一建物"とは「構造上または外形上，一体的な建築物を指すもの」であり，個々に別々の世帯であっても同じマンションや居住施設に含まれる場合は同一建物の中となります（対して，「同じ世帯に複数の患者が同居している場合」は"同一患家"といいます）。そして，「同一日に，同一建物内に居住する2人以上の患者に，訪問診療または訪問看護などの訪問指導を行った場合」にはその全員を"同一建物居住者"とすることになります。

2.4.2 主な在宅患者診療・指導料

在宅患者診療・指導料は，「医師の在宅等での診察や，看護師らが行う在

143

宅等での医療サービスの提供に対する診療報酬項目」です。外来の初診や時間外再診にあたる位置づけの往診料や，時間内再診や予約診察にあたる位置づけの在宅患者訪問診療料などがあります。

　対して，在宅療養指導管理料は，「当該患者の医学管理を行い，あわせて，必要かつ十分な量の衛生材料または保険医療材料を支給した場合に算定するもの」ですが，それらの衛生材料，保険医療材料などの費用や，小型酸素ボンベ，人工呼吸装置などの機材の費用は当該指導管理料に含まれており，別に算定できません。ただし，在宅療養指導管理材料加算として規定された一部の衛生材料，保険医療材料などの費用は，3月に3回に限り算定が可能です。これは，外来患者に対する，処置の費用等を包括した医学管理等に近いものです。

　診療報酬点数表の「在宅医療」の部は，通院が困難であるために在宅で療養を行っている患者に対して，在宅で行う医療のほぼすべてを含むものであり，項目が多いために複雑に感じられる方も多いと思います。しかし，言い換えれば，この部にある項目の多くは，外来患者に対する項目として類似の算定項目がほかの部にあるということでもあります。例えば，在宅患者診察・指導料は外来患者に対する基本診療料に相当し，また，在宅療養指導管理料は医学管理料に相当します。

　以下では，在宅患者診療・指導料のうち代表的な項目を取り上げます。

主な在宅患者診療・指導料の算定項目

1）往診料【C000：720点（7,200円）】

　往診料は，2018（平成30）年度診療報酬改定で定義が明確化されました。往診料は，患者または家族等患者の看護等にあたるものが，保険医療機関に対し電話等で直接往診を求め，当該保険医療機関の医師が往診の必要性を認めた場合に，可及的速やかに患家に赴き診療を行った場合に算定できるものです。したがって，定期的ないし計画的に患家またはほかの保険医療機関に赴いて診療を行った場合には算定できません。また，医療機関と患家の所在地との距離は原則16km以内と定められており，ほかの往診を行う医療機関が存在しないなどの絶対的理由がない限り，これを超え

る距離の往診は原則認められていません。

　なお，往診に同伴した看護師などの費用として，往診料と別に在宅患者訪問看護・指導料（あるいは同一建物居住者訪問・看護指導料）を同時に算定することはできません。

　併算定の可否について整理すると，保険医療機関は同一の患者について，下記のうちいずれか1つを算定した日においては，他のものを算定できません。

| C001　　在宅患者訪問診療料（Ⅰ） |
| C001-2　　在宅患者訪問診療料（Ⅱ） |
| C005　　在宅患者訪問看護・指導料 |
| C005-1-2　　同一建物居住者訪問看護・指導料 |
| C006　　在宅患者訪問リハビリテーション指導管理料 |
| C008　　在宅患者訪問薬剤管理指導料 |
| C009　　在宅患者訪問栄養食事指導料 |
| I012　　精神科訪問看護・指導料 |

　ただし，在宅患者訪問診療等を行った後に，患者の病状の急変により医師が往診を行った場合には往診料の算定が可能です。

2)　在宅患者訪問診療料（Ⅰ）【C001：（例）「1」イ 888 点（8,880 円）】（1 日につき）

　在宅患者訪問診療料は，1 人の患者に対して 1 つの医療機関の医師の指導管理下で継続的に行われる訪問診療について，定期的に訪問し診療を行った場合に 1 日につき 1 回，週 3 回を限度として算定します。ただし，定められた末期の悪性腫瘍や神経難病などの患者については週 3 回の限度は適用されません。

　訪問診療を実施する場合には，以下を行わなければなりません。

| ①当該患者またはその家族等の署名つきの同意書を作成 |
| ②診療録に①を添付 |

③訪問診療の計画および診療内容の要点を診療録に記載

④訪問診療の開始時刻と終了時刻および診療場所について診療録に記載

なお，病状の急性増悪，終末期などで「一時期に週4回以上の頻回な訪問診療が必要と認めた場合」には，当該訪問診療が必要な旨，必要を認めた日，行った日をレセプトに付記することで，1月に1回に限り，当該診療を行った日から14日以内に14日を限度として算定できます。

また，同一建物における在宅患者訪問診療の評価はそれ以外と区別されています（同一建物についてはp. 143参照）。

2018（平成30）年度診療報酬改定において，在宅患者訪問診療料は，「I」と「II」の2つの区分ができました。「I」は従来通り在宅患者を対象とするものですが，さらに，「1」と「2」に分かれており，「1」は従来の在宅患者訪問診療料に該当しています。それに対して「2」は，在宅で療養する患者が複数の疾病などを有しているなどの現状を踏まえ，主治医の依頼を受けたほかの医療機関が訪問診療を実施した場合に算定できるものです。また，「II」は，有料老人ホームなどに併設される保険医療機関が当該施設に入居している患者に対して訪問診療を行った場合に算定できるものです。

3）在宅時医学総合管理料【C002：（例）「1」イ（1）①5,385点（53,850円）】／施設入居時等医学総合管理料【C002-2：（例）「1」イ（1）①3,885点（38,850円）】（それぞれ月1回）

本管理料の算定にあたっては，医療機関として満たさなければならない施設基準があり，これを満たす医療機関でのみ算定可能です。詳細は，他書や厚生労働省のホームページなどより関連法令文を確認してください。

本管理料は，在宅で療養を行っている患者であって通院困難な者に対し，患者の同意を得て，計画的な医学管理のもとに定期的な訪問診療を行っている場合に，月1回に限り算定するものです。個別の患者ごとに"総合的な"在宅療養計画を作成し，その内容を患者，家族およびその看

護にあたる者などに対して説明し，在宅療養計画および説明の要点などを診療録に記載することが要件です。

　施設入居時等医学総合管理料は，以前の特定施設入居時等医学総合管理料から名称が変更されたもので，対象となる住まいの形態が明確化されています。具体的には，養護老人ホーム，軽費老人ホーム，特別養護老人ホーム，有料老人ホーム，サービス付き高齢者向け住宅，認知症グループホームが施設入居時等医学総合管理料を算定する対象になっています。

　本管理料は，これらの管理料の算定にあたり，従来の同一建物居住者の考え方ではなく，"単一建物診療患者"の概念が導入されています。単一建物診療患者の人数とは，対象となる建築物の居住者のうち，1つの保険医療機関が在宅時医学総合管理料または施設入居時等医学総合管理料を算定している患者の数のこととされています。

・**在宅時医学総合管理料・施設入居時医学総合管理料に係る総合的な医学管理を情報通信機器を用いて行う場合**

　2022（令和4）年度診療報酬改定において，オンライン在宅管理料は廃止され，訪問診療と情報通信機器を用いた診療を組み合わせた在宅診療計画を作成し，当該計画に基づいて，計画的な療養上の医学管理を行うことを評価した新しい点数の類型が，在宅時医学総合管理料・施設入居時医学総合管理料の中に設定されました。算定にあたって必要な主な事項は以下の2点になります。

- 患者の同意を得た上で，訪問診療と情報通信機器を用いた診療を組み合わせた在宅診療計画を作成する。当該計画の中には，患者の急変時における対応等も記載する。
- 当該計画に沿って，情報通信機器を用いた診療による計画的な療養上の医学管理を行った際には，**当該管理の内容，当該管理に係る情報通信機器を用いた診療を行った日，診察時間**等の要点を診療録に記載すること。

---

4) 在宅患者訪問看護・指導料【C005：（例）「1」イ 580 点（5,800 円）】／同一建物居住者訪問看護・指導料【C005-1-2：（例）「1」イ（1）580 点（5,800 円）】（それぞれ 1 日につき）

在宅で療養を行っている通院困難な患者の病状に基づいて訪問看護計画を作成し、これに基づいて保健師、助産師、看護師または准看護師が実際に定期的に訪問し、看護および指導を行った場合に、1 日につき 1 回、週 3 回を限度として算定します。ただし、定められた末期の悪性腫瘍や神経難病などの患者については週 3 回の限度は適用されません。

さらに、症状の急性増悪、終末期などの患者で医師が認めた場合は月 1 回、気管カニューレを使用している患者や真皮を越える褥瘡のある患者は月 2 回に限り、医師の診療が行われた日から 14 日以内の期間に 14 日を限度として算定できます。

毎月恒常的に週 4 日以上の訪問看護・指導が頻回に必要な場合、その理由を訪問看護計画書・報告書に記載することが必要です。また、訪問看護計画は、患者の家庭における療養状況を踏まえて医師、保健師、助産師または看護師が作成し、少なくとも月に一度は見直しを行うほか、患者の病状に変化があったときには、適宜見直さなければなりません。

医師は指示内容の要点を診療録に記載し、さらに保健師、助産師、看護師または准看護師は患者の体温、血圧など基本的な病態を含む患者の状態、ならびに行った指導および看護の内容の要点なども記録にとどめておくことが必要です。これらの記録も「診療報酬請求の根拠」となるものです。保険医療機関としては、保険医療機関における日々の訪問看護・指導を実施した患者氏名、訪問場所、訪問時間（開始時刻および終了時刻）および訪問人数等について記録し、保管しておくことが必要です。

2020（令和 2 年）年度診療報酬改定では、より手厚い訪問看護提供体制を評価する観点から、一定の実績要件を満たす場合に算定できる訪問看護・指導体制充実加算が新設されました。

同一建物居住者への訪問看護は同一建物居住者訪問看護・指導料で算定します（同一建物についてはp.143 参照）。

5) 在宅患者訪問薬剤管理指導料【C008：(例)「1」650点（6,500円）】

在宅での療養を行っている患者で，通院による療養が困難な者について，保険医療機関の薬剤師が，当該医療機関の医師および患者の同意を得て患家を訪問して薬剤管理指導記録に基づいて直接，患者またはその家族などに服薬指導その他薬学的管理指導を行った場合に算定できます。単に薬を届けるだけで算定はできず，指導にあたって過去の副作用発現状況などの基礎事項の把握と，患者ごとの薬剤管理指導記録の作成が必要です。

6) 在宅患者共同診療料【C012：(例)「1」1,500点（15,000円）】

算定する在宅療養後方支援病院は，許可病床400床未満の病院に限られ，施設基準に適合しているものとして届出が必要です。

在宅での療養を行っている通院困難な患者で，在宅療養後方支援病院を緊急時の搬送先として希望する患者に対して，在宅療養後方支援病院が，在宅医療を提供する連携医療機関からの求めに応じて共同で往診または訪問診療を行った場合に，年2回に限り算定できる項目です（15歳未満の人工呼吸器装着患者等は年12回まで）。

在宅療養後方支援病院は，連携医療機関と十分情報交換を行ったうえで計画を策定することが必要です。

7) 在宅患者訪問褥瘡管理指導料【C013：750点（7,500円）】

在宅褥瘡管理にかかる専門知識・技術を有する在宅褥瘡管理者を含む多職種からなる在宅褥瘡対策チームが，褥瘡予防や管理が難しく，重点的な褥瘡管理が必要な者（すでにDESIGN-R2020による深さの評価がd2以上で，定められたいずれかの全身状態にある者）に対し，共同して指導管理を行うことを評価したものです。

初回訪問から6カ月以内に限り，評価のためのカンファレンスの実績に基づき3回を限度に算定できるものです。

2.4.3　在宅療養指導管理料

在宅療養指導管理料は，前述したように，「当該指導管理が必要であると

判断した患者またはその看護にあたる者に対して，療養上必要な事項について，その方法や，注意点，緊急時の措置に関する指導等を行い，医学管理を十分行い，あわせて必要で十分な量の衛生材料または保険医療材料を支給した場合に1月につき1回を限度に算定」できるものです。

　医師は，訪問看護計画書などをもとに衛生材料などを支給する際，保険薬局に対して必要な衛生材料などの提供を指示することができます。なお，来院した患者の看護者に対してのみ当該指導を行った場合は算定できません。

在宅療養指導管理料の留意点

　同一の患者に対して，同一の在宅療養指導管理料を，2つの医療機関で算定することはできません。また同じ医療機関で，1人の患者に2つ以上の在宅療養指導管理料に含まれる項目を行っても，主たるもの1つしか算定できません。

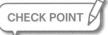

CHECK POINT　指導内容・治療計画の記載は大原則！

　「2.4 在宅医療」でも述べていますが，在宅医療は，在宅患者診療・指導料と在宅療養指導管理料の2つに大別され，どちらも診療録に指導内容，治療計画などの記載をすることが算定における原則となります。なお，在宅療養指導管理料を算定する際には，「当該在宅療養を指示した根拠，指示事項（方法，注意点，緊急時の措置を含む。），指導内容の要点」のすべてを診療録に記載する必要がありますが，実際には，これらの項目を診療録に記載していないケースが非常に多くみられます。これらの算定要件は，留意事項通知の各在宅療養指導管理料の記載部分ではなく，在宅療養指導管理料の通則に記載されていますので見落としやすいのかもしれません。

　特に記載が漏れやすい項目が「当該在宅療養を指示した根拠」です。算定ごとに診療録への記載が必要となるので注意が必要です。

2.5　検査

2.5.1　検査を実施する際の留意点

　療担規則第20条で「各種の検査は，診療上必要があると認められる場合に行う」こととされており，健康診断を目的，または検査結果が治療に反映されない研究を目的とした検査については，保険診療として請求することは認められていません。つまり，保険診療における検査は，診療上の必要性を十分に考慮したうえで，患者個々の症状・所見に応じた項目を段階を踏んで必要最小限に行わなければなりません。また，DPC対象病院では入院中の検査はほとんどが包括評価を受けるため，セット検査（いくつかの検査をあらかじめ組み合わせて名前をつけておき，オーダーしやすくする）や電子カルテ上でのコピー・アンド・ペーストなどによる安易な過剰検査が行われがちですが，これは病院の負担増にもつながります。したがって，保険診療の検査をオーダーする際は，保険医は検査の実施の必要性について常に検討する必要があります。

　なお，算定回数に制限のある検査〔例えば，心不全の診断または病態把握のために行う脳性Na利尿ペプチド（BNP），および脳性Na利尿ペプチド前駆体N端フラグメント（NT-proBNP）については，月1回しか算定が認められていない〕を算定制限を超えて繰り返し実施している場合や，同じ内容の定性／半定量／定量検査は同時算定できない（画一的な同時検査は医学的に妥当といえず，同時算定できない）ルールなどを知らずにオーダーしていると，査定を受けることにもつながります。審査支払機関ではコンピュータシステムの活用によって，レセプト審査において同一患者の複数のレセプトにおける整合性も併せて点検する縦覧点検が行われています。

　また，いかなる理由があったとしても重要な検査結果を放置することは診療上の責任を問われかねません。検査結果に基づき，実際にその評価・判断を行ったことを，診療録に記載するようにしましょう。

2.5.2　算定要件が定められている検査

　検査には，診療上の必要性から算定要件が細かく規定されているものが多くあります。代表的なものについて解説します。

算定要件が定められている検査の例

腫瘍マーカー【D009】（悪性腫瘍の診断や転帰の決定までの間に1回が限度）

　保険診療では腫瘍マーカーをスクリーニング検査として用いることは不適切とされています。したがって，保険診療では腫瘍マーカーは，診療およびほかの検査の結果から悪性腫瘍の患者であることが強く疑われる者に対して検査を行った場合に，悪性腫瘍の診断の確定または転帰の決定までの間に1回を限度として算定するとなっています。ここでいう"ほかの検査"とは，画像診断，超音波検査等と解されます。

　なお，悪性腫瘍の診断が確定した患者に対するフォローアップのために腫瘍マーカー検査を行った場合には，診療報酬点数表の「検査」の部にある腫瘍マーカーとしてではなく，「医学管理等」の部にある悪性腫瘍特異物質治療管理料（悪性腫瘍であるとすでに確定診断がされた患者について腫瘍マーカー検査を行い，検査結果に基づいて計画的な治療管理を行った場合，p.129参照）として算定します。

尿沈渣【D002（鏡検法）：27点（270円），D002-2（フローサイトメトリー法）：24点（240円）】

　尿沈渣検査は，尿中一般物質定性半定量検査もしくは尿中特殊物質定性定量検査において何らかの異常所見が認められた場合，または診察の結果から必要と考えられる場合に実施できることになっています。つまり，尿定性検査を実施し，尿沈渣検査は段階を踏んで行うことを定めているものです。

呼吸心拍監視【D220】〔呼吸心拍監視，新生児心拍・呼吸監視，カルジオスコープ（ハートスコープ），カルジオタコスコープ〕

　呼吸心拍監視は，重篤な心機能障害もしくは呼吸機能障害を有する患

者，またはそのおそれのある患者に対して，常時監視を行っている場合に算定できるものです。観察している呼吸曲線，心電曲線，心拍数それぞれの観察結果の要点を1日ごとに毎日，診療録に記載していた場合に算定できるもので，モニターをつければ算定できるものではありません。つまり，「監視」なので，検査のみならず，その結果である観察結果の要点の記載（検査結果の判断）をもって算定できるものです。

さらに，レセプトの摘要欄に算定開始日を記載することになっています（開始日からの期間によって点数が異なっており，長期にわたると点数が低くなります）。

外来迅速検体検査加算（検体検査実施料の各項目の所定点数に対する加算，外来のみ対象，1日につき5項目まで）

患者に対して，その日に行ったすべての検査の検査結果を，「当日中に」説明したうえで文書で情報提供し，さらに結果に基づく診療が行われた場合に算定できます。検査を「至急」扱いで実施するだけでは算定できません。

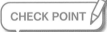 **診療録への記載②**

【1】必要性のある検査と診療録の記載

セット検査など，安易な過剰検査による請求がしばしば見受けられますので，注意が必要です。また，診療録記載が算定要件となるものについては記載を確実に行いましょう。

①検査項目が重複している

感染症スクリーニング目的に行われた肝炎のウイルスや梅毒の検査などは，輸血後に改めて検査をすることはありますが，このようなリスクがない状態で定期フォローの際に再度測定するなどということは，医学

的に考えて必要性に乏しいものと判断されます。

②呼吸心拍監視など，診療録記載が算定要件になっている項目について
の記載がない

　モニターをつけて呼吸心拍監視を算定する際には，診療録の記載が必
須です。請求事務担当者が診療報酬請求をする際には，看護記録などで
確認するだけではなく，医師が診療録に記載したことを確認するように
しましょう。

【2】エコーは所見を診療録等に記載しましょう

　2020（令和2）年度診療報酬改定で，超音波検査の算定要件が追加さ
れました。超音波検査については画像を診療録に添付し，かつ，検査で
得られた主な所見等を診療録に記載，または医師以外が報告書に記載し
た場合には，その文書について医師が確認した旨を診療録に記載するこ
とで算定できるように変更されました。従来のように検査を実施するだ
けでは算定できなくなりましたので気をつけましょう。

2.6　画像診断

2.6.1　保険上の画像診断

　画像診断とは，生体から得た画像情報を医学的に評価して治療に役立てる
ものですが，診療報酬点数表の「画像診断」の部にあるのは表10のものだ
けです。

　内視鏡や超音波診断（エコー）によっても写真やビデオといった形で画像
情報を得ることができますが，これらは検査の方法の1つとして「検査」の
部にあります。

表10 保険診療における画像診断

	X線診断*
I	①透視診断：TV装置などを用いて骨透視，消化管造影透視などをした場合
	②写真診断：X線撮影をした写真を見て診断した場合
	③撮影：X線装置を用いて撮影をした場合
	④造影剤注入手技：血管造影などで造影剤を注入した場合

	核医学診断
II	①シンチグラム：ラジオアイソトープを使用して画像情報を得るシンチグラムを施行した場合
	②シングルホトンエミッションコンピューター断層撮影：シングルホトンエミッションCTを施行した場合
	③ポジトロン断層撮影：FDGなどを用いてポジトロン断層撮影を施行した場合
	④ポジトロン断層・コンピューター断層複合撮影：PETとCTの融合画像を取得する場合
	⑤ポジトロン断層・磁気共鳴コンピューター断層総合撮影
	⑥乳房用ポジトロン断層撮影
	⑦核医学診断：①〜⑥を用いて診断した場合（種類または回数によらず月1回算定）

	コンピューター断層撮影診断
III	①CT：X線CTを施行した場合（スライスの数，疾患の種類等によらず一連につき：2以上のものを同時に施行した場合は，主たる撮影の所定点数により算定する）
	②血流予備量比コンピューター断層撮影
	③非放射性キセノン脳血流動態検査：キセノン吸入による脳血流動態検査を施行した場合
	④MRI：MRIを施行した場合（スライスの数，撮影の部位数，疾患の種類等によらず一連につき）
	⑤コンピューター断層診断：①〜④を用いて診断した場合（種類または回数によらず月1回算定）

＊：X線診断は，これらの項目の組み合わせとして評価される

また，レセプトに撮影料・診断料が別々に書かれていることからもわかるように，検査実施行為だけでは診断の費用は算定できません。したがって，X線写真について放射線科専門医が読影・診断をしない場合は，診療の担当医自ら診療録へ所見を記載しなければなりません。また，ほかの医療機関で撮影した画像を読影結果の文書ならびに紹介状とともに受け取ったというだけでは，診断料は算定できません。事務職員らの作成するレセプトと，診療録で実施した内容で請求内容に齟齬が生じることがないよう，注意してください。

2.6.2 逓減制について

同一月内に，CTおよびMRIを計2回以上実施した場合，2回目以降の検

査の実施料は20％逓減されます。これはCT，MRIの濫用が目立ってきたために導入されたルールです。ほかの検査も同様ですが，医師は十分に医学的必要性を考慮して検査をオーダーすることが必要です。

2.6.3　画像診断管理加算（届出が必要）

　画像診断管理加算は，放射線科専門医らによる読影と画像管理を評価するものです。本加算の算定にあたっては，地方厚生（支）局長等に届け出た専ら画像診断を担当する医師が読影結果を文書にして，診療を担当する医師に提供する必要があります。したがって，専ら画像診断を担当する医師に人事異動があり，その届出がなされていない場合や，届出の医師以外が読影している場合には算定できません。

　さらに，画像診断管理加算「2」および2018（平成30）年度診療報酬改定で新設された「3」を算定するためには，施設基準として以下の要件を満たしていることが必要になります。

・すべての核医学診断，CT撮影，MRI撮影について専ら画像診断を担当する医師によって画像情報の管理がなされていること
・核医学診断およびコンピューター断層診断のうち少なくとも8割以上の読影結果が，画像診断を専ら担当する医師により遅くとも撮影日の翌診療日までに当該患者の診療を担当する医師に文書で報告されていること

　また，「3」を算定する医療機関では，上記施設基準に加えて，放射線科を標榜している特定機能病院であること，専ら画像診断を担当する医師が6名以上配置されていること，夜間および休日を除き，検査前の画像診断管理を全例に行っていることなどが必要となります。

　なお，これらの加算を算定する際には，専ら画像診断を担当する医師らによる読影結果の文書またはその写しを診療録に添付することが求められます。

　このほか，算定にあたって医療機関として満たすべき施設基準や算定要件

が定められていますが，詳細は他書や厚生労働省のホームページなどを確認してください。

2.6.4　遠隔画像診断

　遠隔画像診断を行うにあたっては，送信側（画像の撮影を行う医療機関），受診側（診断を行う医療機関）双方に施設基準の届出が必要です。すなわち，受診側医療機関として診断を行うには画像診断管理加算1，2または3の施設基準を満たしていて，かつ，特定機能病院，臨床研修指定病院，へき地医療拠点病院または医療資源の少ない特定地域に所在する病院である必要があります。

　そして，実際に遠隔画像診断を行った場合には，送信側の保険医療機関において撮影料，診断料，および画像診断管理加算を算定することになり，受信側の保険医療機関での診断などにかかる費用については，相互の合議に委ねられます。

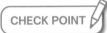

CHECK POINT　最終読影者は誰？

　画像診断に関しては，不必要な画像検査をしていないということはもちろんのこと，「画像診断管理加算を算定した場合の最終読影者が誰か」ということが重要になります。

①画像診断報告書がない画像診断について，画像診断管理加算を算定している

　画像診断のレポートがないにもかかわらず，画像診断をしただけで加算を算定しているケースが見受けられます。CT や MRI などの読影依頼を放射線科医に行うものはもちろんですが，単純写真について加算を算

定する場合においても，レポートが必要です。

②地方厚生（支）局に届け出た，画像診断を専ら担当する常勤の医師以
　外が読影をしたものについて，画像診断管理加算を算定している

　　画像診断管理加算を算定する際の報告書は，「最終的な確定診断をする
　時に地方厚生（支）局に届け出た画像診断を専ら担当する常勤の医師が
　読影していること」が条件となっています。届出をしていない常勤およ
　び非常勤の放射線科医では算定要件を満たすことになりませんので，注
　意してください。

2.7　投薬・注射

2.7.1　医療用医薬品の使用・処方

　医療用医薬品は「医師若しくは歯科医師によって使用され又はこれらの者
の処方箋若しくは指示によって使用されることを目的として供給される医薬
品をいう」（平成11年4月8日　医薬発第481号，厚生省医薬安全局長通知
「医薬品の承認申請について」）とされており，医療用医薬品の使用・処方は
医師（および歯科医師）にのみ行えるものです。

　医薬品および医療機器等の使用・処方にあたっては，「医薬品，医療機器
等の品質，有効性及び安全性の確保等に関する法律」（医薬品医療機器等法）
の承認事項（効能・効果，用法・用量，禁忌など）を原則，遵守しなければ
ならず，司法においても「添付文書に記載された使用上の注意事項に従わ
ず，それによって医療事故が発生した場合には，これに従わなかったことに
つき特段の合理的理由がない限り，当該医師の過失が推定されるものという
べきである」（1996年1月23日最高裁判所判決文，事件番号：平成4（オ）
251）との判断がされています。

また，医薬品の使用による健康被害についての救済が受けられる医薬品副作用被害救済制度においては，「適正な使用」がなされていたかどうかが判定のポイントになってきます。制度を運営するPMDAによれば，『「適正な使用」とは，原則的には医薬品等の容器あるいは添付文書に記載されている用法・用量及び使用上の注意に従って使用されることが基本であるが，個別の事例については，現在の医学・薬学の学問水準に照らして総合的な見地から判断される』とされており，医薬品使用の基本は添付文書の記載内容であることを再度認識しておく必要があります。

2.7.2　投薬，注射，処方箋の交付の実施方針

2.7

投薬・注射

　投薬，注射，処方箋の交付の実施方針については，療担規則に以下のように定められています。

- 患者を診察することなく投薬，注射，処方箋の交付はできない（医師法第20条，療担規則第12条）
- 保険診療においては，厚生労働大臣の定める医薬品以外の薬剤を用いることはできない（療担規則第19条。ただし，治験等の厚生労働大臣が別に定める場合を除く）。
- 投薬日数は，医学的に予見することができる必要期間にしたがったもの，または症状の経過に応じたものでなければならない（療担規則第20条第2号）。
- 経口投与を原則とし，注射は経口投与では治療の効果が期待できない場合や，特に迅速な治療効果を期待する場合に行う（療担規則第20条第4号）。

　なお，麻薬および向精神薬，薬価基準収載後1年以内の医薬品については，投与期間の制限が設けられています（p.86参照）。

2.7.3　不適切な投薬・注射の具体例

以下に，不適切な投薬・注射の具体例とその理由をあわせて記します。

不適切な投薬・注射の具体例

禁忌投与

　禁忌投与には，医学薬学上の禁忌で，疾病あるいは症状に対する禁忌と，配合の禁忌があります。例えば，消化性潰瘍のある患者に対するロキソプロフェンナトリウム水和物などのNSAIDsの投与があります。長期にわたり消化性潰瘍に対してPPIを投与している患者に対し，NSAIDsの投与を始める際には気をつけてください。NSAIDsは重篤な障害（血液，肝，腎，心機能不全）のある患者に対しても禁忌です。

　配合の禁忌で気をつけるものの例として，アミオダロン塩酸塩注射薬（抗不整脈薬）は，QT延長作用が相加的に増加することがあるため，Vaughan-Williams分類クラスⅢのほかの抗不整脈薬（ソタロール塩酸塩，ニフェカラント塩酸塩）や，エリスロマイシン注射薬との併用が禁忌とされているほか，代謝酵素CYP3A4に対する競合的阻害作用により血中濃度が大幅に上昇するおそれがあるため，抗ウイルス化学療法薬のリトナビル，サキナビルメシル酸塩，インジナビル硫酸塩エタノール付加物等との併用も禁忌とされています。

適応外投与

　適応外投与とは，医薬品医療機器等法上承認されている適応症以外の傷病に対して，薬剤を投与することをいいます。例えば，心房細動症例の抗凝固療法におけるワルファリンの投与量の減量目的で，ブコロームとワルファリンカリウムを併用する適応外使用が有名です。

　併用注意事項である「クマリン系抗凝血剤（ワルファリンカリウム）の作用を増強する」メカニズムを逆手にとった現場の裁量で生まれた治療法と考えられますが，適応外投与にあたります。ワルファリンカリウムの錠剤数が減らせるだけの利益が，万が一の副作用による不利益を上回ることを，客観的に評価，承認がなされたわけではありません。

> 【ブコロームの適応症】
>
> ・手術後および外傷後の炎症および腫脹の緩解
>
> ・次の疾患の消炎，鎮痛，解熱〔関節リウマチ，変形性関節症，膀胱炎，多形滲出性紅斑，急性副鼻腔炎，急性中耳炎，子宮付属器炎〕
>
> ・痛風の高尿酸血症の是正
>
> 【ワルファリンカリウムの適応症】
>
> ・血栓塞栓症（静脈血栓症，心筋梗塞症，肺塞栓症，脳塞栓症，緩徐に進行する脳血栓症等）の治療および予防

　そのほかに注意を要する例をあげると，ゾルピデム酒石酸塩の適応症は不眠症ですが，「本剤の投与は，不眠症の原疾患を確認してから行うこと。なお，統合失調症あるいは躁うつ病に伴う不眠症は除く」とされていること，デクスメデトミジン塩酸塩注射薬（適応症：集中治療における人工呼吸中および離脱後の鎮静，局所麻酔下における非挿管での手術および処置時の鎮静）には，気管内挿管された全身麻酔時の鎮静の適応はないことなどがあります。また，人工心肺を使用した際に，血液が人工物と触れること等が引き金となって全身性炎症性反応（SIRS）が惹起されることを抑制するために，心臓外科の開心術で単に人工心肺を装着するときにメチルプレドニゾロンコハク酸エステルナトリウム注射薬を投与することは適応外です（急性循環不全ではない）。

> 【メチルプレドニゾロンコハク酸エステルナトリウム注射薬の適応症】
>
> ①急性循環不全（出血性ショック，感染性ショック）
>
> ②腎臓移植に伴う免疫反応の抑制
>
> ③受傷後8時間以内の急性脊髄損傷患者（運動機能障害・感覚機能障害を有する場合）における神経機能障害の改善
>
> ④ネフローゼ症候群
>
> ⑤多発性硬化症の急性増悪

⑥気管支喘息

⑦次の悪性腫瘍に対する他の抗悪性腫瘍剤との併用療法

　　再発又は難治性の悪性リンパ腫

　※⑥は40mg注・125mg注のみ，⑦は1,000mg注を除く

　　先発医薬品と後発医薬品で，医薬品医療機器等法上承認されている適応症が一部異なっている場合もあります。例えば，ベタメタゾンリン酸エステルナトリウムでは，先発医薬品であるリンデロンでは，産婦人科領域で「早産が予期される場合における母体投与による胎児肺成熟を介した新生児呼吸窮迫症候群の発症抑制」が適応とされているのですが，後発医薬品であるリノロサールでは適応とされていません。したがって，後発医薬品の処方時は添付文書に目を通しておくとよいでしょう。

過量投与，用法外投与

　　医薬品は，医薬品医療機器等法により製造販売承認にあたり，その投与量，用法等が定められています。これらの範囲を逸脱して使用した場合，過量投与となります。例えば，グリチルリチン配合薬注射液の静注について，定められた用量は，肝庇護剤として慢性肝疾患に対しては1日1回40～60mL（最大100mL）ですが，蕁麻疹に対しては1日1回5～20mLです。

　　また，術中に筋肉注射の用法しか定められていないクロルプロマジン塩酸塩注射液（コントミン筋注，抗精神病薬）を静注で使用したり，局所投与の適応のない抗菌薬を局所に散布して使用したりすることは用法外投与であり，保険診療上認められません。

長期漫然投与

　　同一の薬剤あるいは同種の効果・効能をもつ薬剤を，評価なく漫然と長期間投与することを長期漫然投与といいます。長期投与が一概に悪いとはいえませんが，効果判定せずに抗アレルギー薬や食事摂取可能な患者に対してビタミン製剤を漫然と投与するようなことは避けねばなりません。なお，ビタミン製剤の投与にあたっては，病名によりビタミン製剤の投与が必要

かつ有効と判断できる場合を除き，必要かつ有効と判断した趣旨を具体的
に診療録およびレセプトに記載することになっています。

2.7.4　多剤処方（ポリファーマシー）

いわゆる多剤処方については，患者の副作用のリスクが高まるばかりでな
く，医療保険財政に対する影響も大きいことから診療報酬上でも抑制が図ら
れていますので，必要性を十分に考慮してください。

3種類以上の抗不安薬，3種類以上の睡眠薬，3種類以上の抗うつ薬，3
種類以上の抗精神薬または4種類以上の抗不安薬および睡眠薬を処方した
場合は，「向精神薬多剤投与」として処方料，薬材料，処方箋料が減算され
ます。

2.7.5　投薬の費用，薬剤情報提供料および薬剤管理指導料

投薬の費用は，調剤料，処方料，薬剤料，特定保険医療材料料，調剤技術
基本料等を合算し，算定されます。また，院外薬局に処方箋を交付した場合
は，医療機関では処方箋料のみを算定します。

外来患者への院内処方の際に注意が必要な算定項目として，「医学管理等」
に分類される【B011-3 薬剤情報提供料】があります。薬剤情報提供料は，
「外来患者に対し，処方にかかるすべての薬剤について，薬剤の名称，用
法・用量，効能・効果，副作用および相互作用に関する主な情報を文書によ
り提供した場合に月1回算定」できるものですが，算定には薬剤情報を提供
した旨を診療録等に記載する必要があります。請求を指示する医師と，薬剤
の受け渡し時に薬剤情報を提供する院内薬剤師の連携に問題があると，薬剤
情報を提供した旨を記録していない状態で請求を行ってしまうなど，請求上
の不備につながるおそれがありますのでご注意ください。なお，処方の内容
に変更がない場合，その都度算定することはできません。

また，【B008 薬剤管理指導料】は入院患者へ薬剤師が医師の同意を得て

副作用歴，アレルギー歴等を指導記録に記載したうえで，直接，服薬指導を行った場合に週1回に限り算定できるものです。医師の同意が必要になることに注意が必要です。

2.7.6 注射の費用

注射の費用は，注射料（手技料），および薬剤料など（材料料）を合算し，算定されます。なお，静脈内注射の手技料は外来でのみ算定し，入院中は薬剤料だけ算定します（DPCではおおむね包括評価に含まれます）。

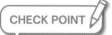

CHECK POINT　投薬・特定保険医療材料における注意点

①投薬

繰り返しになりますが，投薬や注射については添付文書に従って処方を行うことが重要です。また，処方箋の記載要領についても確認しましょう。

適応外処方

添付文書に適応症として記載のない疾患に対して薬剤を使用している症例が見受けられます。普段から行っている処方薬についても，いま一度添付文書の確認をしましょう。

外用薬についての詳細な用法・部位の記載がない

外用薬については，患者への情報提供および安全管理の意味でも，詳細な用法・部位の記載が求められます。疑義照会などを調剤薬局が行う場合もありますが，まずは処方する段階で気づき，適切な処方箋の記載を行うようにしましょう。

②特定保険医療材料

特定保険医療材料とは，保険診療に用いられる医療機器・材料のこと

を指し，医薬品医療機器等法に基づく承認・認証を得たものです。これらの材料には，留置時間の要件を課すものがあり，算定の際には注意を要します。看護記録などで留置時間を確認のうえ，算定をするようにしてください。

膀胱ディスポーザブルカテーテル，胃管カテーテルを 24 時間留置していない

これらの体内に留置する保険医療材料は，24 時間以上体内留置していることが算定の要件となっております。診療録や看護記録を確認のうえ，算定の有無を判断してください。

2.8 リハビリテーション

2.8.1 リハビリテーションとは

リハビリテーション医療は，「基本的動作能力の回復を目的とし，実用的な日常生活における諸活動の実現を目的として行われるもの」です。医療として提供されるものですから，医師が適切な計画（リハビリテーション実施計画書）を作成して効果を定期的に評価（3 か月に 1 回以上）し，それに基づき計画を見直すなど，医師による指導・管理が重要になります。

2020（令和 2）年度診療報酬改定では，疾患別リハビリテーションの通則について算定要件が大きく変更されました。これまで，「リハビリテーションの開始時及びその後（疾患別リハビリテーション料の各規定の「注 4」にそれぞれ規定する場合を含む。）3 か月に 1 回以上当該リハビリテーション実施計画の内容を説明し，診療録にその要点を記載する」とされていましたが，診療録への記載要件に代わり，「リハビリテーション実施計画書の作成時及びその後 3 か月に 1 回以上，当該リハビリテーション実施計画書

の内容を患者又はその家族等に説明の上交付するとともにその写しを診療録に添付すること。また，リハビリテーション実施計画書の作成前に疾患別リハビリテーションを実施する場合には，実施するリハビリテーションについて医師の具体的な指示があった場合に限り，該当する疾患別リハビリテーション料を算定できる」という算定要件に変更されました。また，これまで「リハビリテーションの実施に当たっては，医師は定期的な機能検査等をもとに，その効果判定を行い，（中略）リハビリテーション実施計画を作成する必要がある」と規定されていたため，リハビリテーション計画書の作成のタイミングが不明確でしたが，「リハビリテーションの実施に当たっては，医師は定期的な機能検査等をもとに，その効果判定を行い，（中略）リハビリテーション実施計画書をリハビリテーション開始後原則として7日以内，遅くとも14日以内に作成する必要がある」と明確化されました。

2.8.2　算定における注意点

　保険診療によるリハビリテーションでは，疾患別リハビリテーションの評価として心大血管疾患リハビリテーション料，脳血管疾患等リハビリテーション料，廃用症候群リハビリテーション料，運動器リハビリテーション料，呼吸器リハビリテーション料があります。

　このほか，障害児（者）リハビリテーション料，がん患者リハビリテーション料，認知症患者リハビリテーション料，摂食機能療法などがあります。

　リハビリテーションの実施にあたっては，どの区分が妥当なのか，そして起算日はいつなのか，医師が主体的にこれらを判断することが求められます。疾患別リハビリテーションは，20分以上個別療法として訓練を行った場合に1単位（リハビリテーション料は20分＝1単位として診療報酬点数が定められている）と算定します。2024（令和6）年度改定からは，リハビリテーションの実施者に応じた点数が導入されました。

　また，標準的算定日数が疾患別に定められており，心大血管は150日，脳

血管疾患等は180日，廃用症候群は120日，運動器は150日，呼吸器は90日とされています。標準的算定日数の経過後は，医師は当該患者に介護保険のリハビリテーション（生活期リハビリテーション）の適用があるかどうかを適切に評価し，患者の希望があれば，介護保険のリハビリテーションサービスを受けるために必要な支援を行わなければなりません。なお，標準的算定日数の経過後も引き続き保険診療によるリハビリテーション（維持期リハビリテーション）を継続することも可能ですが，医師がそれによって状態の改善が期待できると判断する場合に限られます。この場合，医師は継続することとなった日を診療録に記載するとともに，1月に1回以上，リハビリテーション実施計画書を作成して，患者または家族に説明のうえ交付するとともに，その写しを診療録に添付しなければなりません。また，ひと月13単位が算定の上限となり，それ以上は保険外併用療養費の選定療養として，患者の自己負担となります（別に厚生労働大臣の定める患者の例外あり）。

2024（令和6）年度診療報酬改定では，疾患別リハビリテーション料において，リハビリテーションを実施した職種ごとに点数が設定されました。

2.8.3 リハビリテーション総合計画評価料
【H003-2 (1)：300点（3,000円）または (2) 240点（2,400円）】

リハビリテーション総合計画評価料は，定期的な医師の診察および運動機能検査または作業能力検査などの結果に基づき，医師・看護師・理学療法士（PT）・作業療法士（OT）・言語聴覚士（ST）・社会福祉士（CSW）などの多職種が共同してリハビリテーション総合実施計画書を作成し，これに基づいて行ったリハビリテーションの効果，実施方法などについて多職種が共同して評価を行った場合に算定できるものです。リハビリテーション総合実施計画書を作成し，その内容を患者に説明したうえで交付するとともに，その写しを診療録等に添付する必要があります。

2018（平成30）年度診療報酬改定で，リハビリテーション総合計画評価料は「1」と「2」に分けられました。「1」は従来通り，総合実施計画に基

づき医療保険でのリハビリテーションを継続する場合に算定するものです。それに対して「2」は，介護保険のリハビリテーション事業所への移行が見込まれる患者に対して，脳血管疾患等リハビリテーション料，廃用症候群リハビリテーション料，運動器リハビリテーション料を算定すべきリハビリテーションを行った場合に算定できるものとなっています。

2.8.4 目標設定等支援・管理料
【H003-4：250点（2,500円）または100点（1,000円）】

　介護保険の要介護被保険者などに対するリハビテーションについて，機能予後の見通しの説明，目標設定支援などを評価するものとして，目標設定等支援・管理料（要介護被保険者等の患者に対し，3月に1回）があります。

　この算定において，医師はPT，OT，ST，視能訓練士（CO）などのリハビリテーション専門職と共同して目標設定等支援・管理シートを作成して患者に交付し，その写しを診療録等に添付することが求められています。

　また，目標設定等支援・管理シートに基づき，経過，ADL評価，機能予後の見通しなどについて医師が患者または家族などに対して説明し，説明を受けた患者または家族などがその事実および説明をどのように受け止め，どの程度理解したかについての評価を診療録に記載することとされています。

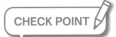

CHECK POINT　リハビリテーションに関する記載要件や区分の管理について

　リハビリテーションを行うにあたって，医師による指導管理が必要とされていますが，PT等のリハビリテーションスタッフが詳しいこともあり，一任しているケースも見受けられます。その際，記載要件や区分な

どを適切に管理していないこともあり，注意が必要となります。

　リハビリテーションに関する算定をする際には，各区分におけるリハビリテーションの実施に関連する通則もご一読ください。

①リハビリテーション総合計画評価料の算定のタイミングが不適切

　リハビリテーション総合計画評価料は，作成したリハビリテーション総合実施計画書に基づいて行ったリハビリテーションの効果や実施方法について多職種が評価を行った場合に算定できるものです。リハビリテーション開始前やリハビリテーション開始当日に算定している例が多く見受けられます。これでは，リハビリテーションが開始されてから評価ができる期間に達しているとは考え難いです。適切なタイミングでの算定を心がけましょう。

②訓練の時間が画一的

　リハビリテーションは1回につき20分以上行っていることが前提です。個別の症例となれば，それぞれの患者で時間もまばらになるのが通常だと思いますが，20分，40分，60分など端数を切り捨てて記載をしていることがあります。実際に訓練を行った正確な時間の記載をしましょう。

③最も妥当とは考えられない区分で算定している

　それぞれの疾患別リハビリテーションについては，適応疾患が限定されています。その中で，本来は廃用症候群リハビリテーションを行うべき患者に運動器リハビリテーションを行っている例や，運動器リハビリテーションを行うべき患者に脳血管疾患等リハビリテーションを行っている例がみられます。適応疾患や訓練内容をよく確認したうえで，リハビリテーションを実施し，適切な区分のリハビリテーション料を算定するようにしましょう。

2.9 精神科専門療法

2.9.1 入院精神療法【I001：(例)「1」400点（4,000円）】(1回につき)

　入院精神療法とは，入院中の患者であって，精神疾患または精神症状を伴う脳器質性障害があるものに対して，一定の治療計画に基づいて精神面から効果のある心理的影響を与えることにより，対象精神疾患に起因する不安や葛藤を取り除き，情緒の改善を図ったうえで洞察へと導く治療方法のことです。なお，この場合の精神疾患とは，ICD-10（国際疾病分類）の第5章「精神及び行動の障害」に該当する疾病または第6章に規定する「アルツハイマー病」，「てんかん」，「睡眠障害」に該当する疾病と規定されています。

　入院精神療法には，精神保健指定医が入院中の患者に対して30分以上の時間をかけて診療を行った場合に算定できる「入院精神療法（I）」と，診療を実施したのが精神科の医師であれば精神保健指定医でなくとも算定できる「入院精神療法（II）」があります。いずれの場合においても，診療録に実施した入院精神療法の要点を記載する必要がありますが，入院精神療法（I）では，それに加えて30分以上の診療を行ったことがわかるよう，診療に要した時間を診療録に記載しなくてはいけません。一方，入院精神療法（II）に関しては，診療時間に関する規定は特にありません。

　また，入院精神療法（I）は算定の時期と回数に上限が設定されており，入院日から3カ月以内の期間に限り週3回を限度として算定することができます。それに対して，入院精神療法（II）では，算定できる期間に関しての上限は設定されていないものの，入院日から6カ月以内に実施した場合と6カ月を超えて実施した場合では，診療報酬が異なっています。さらに，算定回数については入院期間によって上限に違いがあり，原則的に入院日から4週間以内の期間では週2回まで，4週間を超える期間においては週1回に限り算定することが可能です。ただし，入院生活において何らかの行動制限を受けている患者に対して，精神保健指定医が精神療法の必要性を認めた場合においてのみ，入院日から4週間を超えた期間においても，週2回まで算定

することが可能となっています。また，算定時に注意が必要な点として，入院精神療法（Ⅰ）を実施した週と同じ週に行われた入院精神療法（Ⅱ）は算定ができないという規定があります。

　なお，患者の家族に対して実施した入院精神療法は，患者が統合失調症であって，家族関係が統合失調症の原因または増悪の原因と推定される場合に限り，算定することができます。ただし，算定の時期や回数に上限が設けてあり，算定する保険医療機関への初回入院中に限って，全入院期間を通じて2回のみ算定することが可能です。

2.9.2　通院精神療法【I002「1」：（例）イ 660点（6,600円）】（1回につき）

　通院精神療法とは，外来通院中の患者であって，精神疾患または精神症状を伴う脳器質性障害（患者の著しい病状改善に資すると考えられる場合にあっては当該患者の家族）に対して，精神科を担当する医師が一定の治療計画のもとに危機介入，対人関係の改善，社会適応能力の向上を図るための指示，助言などの働きかけを継続的に行った場合に算定できるもので，対象となる疾患は入院精神療法と同じです。この場合，研修医が実施したものについては算定できません。2024（令和6）年度改定で情報通信機器を用いて行った場合にも算定が可能となりました。

　また，通院精神療法は診療に要した時間が5分以上であった場合に限り算定できますが，診療時間が30分未満であった場合，30分を超えた場合，初診料を算定する初診の日において60分を超えた場合とで，それぞれ診療報酬が異なっています。ただし，いずれの場合においても，算定するためには診療の要点と診療に要した時間を診療録に記載する必要があります。なお，診療録への時間記載の方法として，診療に要した時間が明確でない場合には，5分，30分または60分を明らかに超えたと判断される診療を実施した場合に限り，それぞれ「5分超」，「30分超」，「60分超」という書き方でもかまわないとされています。

　そのほか，患者の家族に対して実施した通院精神療法についても，家族関

2.9

精神科専門療法

係が患者の疾患の原因または増悪の原因と推定される場合に限り，算定することが可能となっています。

診療時間の記載に要注意！

①入院精神療法

　入院精神療法には，精神保健指定医が入院中の患者に対して30分以上の時間をかけて診療を行った場合に算定できる「入院精神療法（I）」と，精神科医師（精神保健指定医でない精神科医も含む）が診療を行った場合であれば算定が可能な「入院精神療法（II）」があります。

　この入院精神療法の算定において多い誤りは，精神保健指定医でない精神科医（以下：非指定医）が入院患者に対して行った診療で，入院精神療法（I）を算定してしまっているケースです。入院精神療法（I）は，精神保健指定医が診療を実施した場合にのみ算定できるものであって，非指定医が行った診療では算定できません。また，入院精神療法（I）を算定する場合には，診療に30分以上の時間を要したことがわかるよう診療録に診療時間を記載する必要がありますが，この診療時間の記載が漏れてしまうケースがあるため，注意が必要です。

　請求上の算定ミスとしては，入院精神療法（I）を，週4回以上算定してしまったり，入院期間が3カ月を超えた患者に対して算定している場合などがあります。「2.9.1 入院精神療法」の項でも述べましたが，入院精神療法（I）は，入院の日から起算して3カ月以内の期間に限り週3回を限度として算定できるものなので，こうした場合には算定できません。また，入院精神療法（I）を実施した週と同じ週に行われた入院精神療法（II）についても，算定することができないにもかかわらず誤って算定しているケースがあります。

②通院精神療法

　通院精神療法を算定する場合，診療の要点と要した時間を診療録に記載する必要がありますが，一般的に算定上のミスとして多いのが，診療に要した時間を診療録に記載していないケースです。診療時間の記載方法については「2.9.2　通院精神療法」でも述べたように，診療時間が明確でない場合でも，明らかに5分以上または30分以上の診療を行ったと判断されれば「5分超」あるいは「30分超」という時間記載でもかまわないとされています。しかし，「5分以上30分未満」の通院精神療法を実施した場合に陥りやすいのが，「30分未満」という時間記載のみで，「5分超」という記載を残していないケースです。仮に5分より長い時間をかけて診療を行ったとしても，こうしたケースのように診療録に「5分超」ということがわかるような記載をしていない場合には，通院精神療法は算定することができません。

2.10　処置

2.10.1　処置を行うときの注意点

　診療報酬点数表に定められた処置のうち，創傷処置（消毒など），皮膚科軟膏処置（軟膏塗布など），局所陰圧閉鎖処置等では処置した範囲により点数が異なるため，診療録に実際に処置を行った範囲を記載するようにしましょう。

　なお，保険診療では，浣腸・点眼・吸入，100cm^{2}未満の皮膚科軟膏処置などの簡単な処置の費用は基本診療料に含まれるものとされ，別に算定することはできません。また，通常，処置で使用される包帯，ガーゼなどの衛生材料などの費用，ならびに手術当日の手術に関連して行う処置の費用も各項目の所定点数に含まれるものとされ，別に算定できません。したがって，療

担規則第20条第5号に基づき，処置は医療上の必要の程度において行うことを心がけるとともに，衛生材料等も適切な量を使用するよう心がけることが必要です。

このほか，算定に必要な要件を満たしていることについて，実施した医師として責任をもってレセプトの記載内容をよく確認するようにしてください。例えば，胃瘻カテーテルまたは経皮経食道胃管カテーテルの交換については，画像診断または内視鏡を用いて交換後の状態を確認した場合のみ経管栄養・薬剤投与用カテーテル交換法が算定できます。

2.10.2　人工腎臓

人工腎臓は実施時間により点数が異なるため，シャントなどから動脈血などを人工腎臓用特定保険医療材料に導き入れたときを起点とし，血液を生体に返却し終えたときまでの実施時間を正確に記録し，算定を行わなければなりません。

このとき，前後の準備，整理などに要する時間は計算から除かれますので注意してください。

2.11　手術

2.11.1　手術を行うときの注意点

実際の手術では，医学的な見地から臨床現場での工夫や技術改良の場面が個々の手術ごとに生じるのは当然のことですが，その費用の算定方法がすでに確認されているものである手術以外は，極めて慎重に対応し確認をしなければいけません。診療報酬点数表に載っていない手術については必ず地方厚生（支）局などに問い合わせるようにしてください。

また，手術前に患者へ文書で説明し，施設によっては同意書を取っている

こともあると思います。この手術の内容について説明し，文書を交付することが，病院の内規ではなく，届出が必要な手術についての施設基準として定められていることはご存じでしょうか。医科点数表の手術の通則5と通則6には，手術を行う場合に届出が必要な手術が列記されています。一例としては【K552 冠動脈，大動脈バイパス移植術】，【K677-2 肝門部胆管悪性腫瘍手術】など，多数の手術が挙げられています。これらの手術を届け出ている場合には，手術の説明について以下2点の規定に従う必要があります。

> 1　手術を受ける全ての患者に対して，当該手術の内容，合併症及び予後等を文書を用いて詳しく説明を行い，併せて，患者から要望のあった場合，その都度手術に関して十分な情報を提供すること。
> 2　患者への説明を要する全ての手術とは，手術の施設基準を設定されている手術だけではなく，**当該医療機関において行われる全ての手術を対象とする。**なお，患者への説明は，図，画像，映像，模型等を用いて行うことも可能であるが，**説明した内容については文書（書式様式は自由）で交付，診療録に添付**するものであること。また，患者への説明が困難な状況にあっては，事後の説明又は家族等関係者に説明を行っても差し支えない。ただし，その旨を診療録に記載すること。

　なお，手術当日の関連する処置の費用は別に算定できなかったり，同一手術野（同一皮切により行いうる範囲）や2つ以上の手術の併施（同時に行う場合）では「主たる手術」の所定点数のみ算定するなど，手術の費用の診療報酬請求にはさまざまな決まりがあります。したがって，診療報酬請求の事務を担当する職員からの問い合わせも多いと思いますが，適切に対応してください。

2.11.2　輸血

　輸血の実施には，比較的大きな副作用のリスクが伴うことから，文書によ

るインフォームド・コンセントが必須であり，事前に医師が文書により説明（必要性，副作用，使用量など）を行い，患者の同意を得る必要があります。輸血の実施にあたる患者同意書の参考様式でもはっきりと使用量の記載が求められていますので，術前時点での見込みであっても使用量の記載は必要です。

　そして，この輸血の実施に伴う患者同意書の写しは，診療録に貼付しなければなりません。これがなければ輸血したとしても輸血料を算定することはできません。なお，再生不良性貧血や白血病の患者など，輸血の反復の必要性が明らかである場合を除いて，一連の輸血につき1回の説明が必要です。ここで"一連の輸血"とは「おおむね1週間の間に行われる輸血」とされていて，1週間を経過後，病状から輸血をさらに行う場合には，その都度患者に対する文書による説明と同意が求められます。

　また，輸血によるGVHD（graft versus host disease，移植片対宿主病）予防のために輸血用血液に対して放射線照射（血液照射）を行う場合，「輸血療法の実施に関する指針」および「血液製剤の使用指針」，その他の関係通知および関係学会から示されている血液照射についてのガイドラインを遵守するように努めなければなりません。

　なお，輸血の項目は，診療報酬点数表の中ではこの「手術」の部にあります。すなわち，赤血球濃厚液や血小板濃厚液の投与はこの「輸血」の項目で算定し，対して新鮮凍結血漿のような血漿成分製剤やアルブミン製剤のような血漿分画製剤の投与は「注射」の部で算定することになっています。また，血液照射は放射線を使用するため，「放射線治療」の部に記載があります。

2.11.3　短期滞在手術等

　短期滞在手術等（日帰り，4泊5日までの入院の手術室を使用する手術および検査）を行うための環境，および必要な術前・術後の管理や定型的な検査，画像診断などを包括的に評価するために，「入院料等」の部に短

期滞在手術等基本料が設けられています。この短期滞在手術等基本料は，1980年代にアメリカが導入したDRG／PPS（Diagnosis Related Group/Prospective Payment System）で採用されている「1**入院**当たり包括支払い方式」に近い方針で評価が行われる入院基本料です。ちなみに，日本のDPC/PDPS（Diagnosis Procedure Combination/Per-Diem Payment System）は「1**日**当たり包括支払い方式」です。

2022（令和4）年度診療報酬改定では，1泊2日入院についての評価であった短期滞在手術等基本料2について，算定が極めて少なかったことから廃止されることとなり，日帰り手術の評価である短期滞在手術等入院基本料1と4泊5日までの入院を評価する短期滞在手術等入院基本料3に整理されました。

短期滞在手術等入院基本料の算定については，1と3で算定できる医療機関に違いがありますので注意してください。まず，短期滞在手術等入院基本料1ですが，こちらは地方厚生局長等に届け出た保険医療機関で算定できるものです。一方，短期滞在手術等基本料3はDPC病院と診療所以外の保険医療機関（つまりDPC病院以外の病院）では，入院した日から起算して5日以内に表11に記載の手術又は検査等を行う場合には，特に規定する場合を除き，すべての患者について短期滞在手術等基本料3を算定する必要があります。つまり，DPC病院以外の病院で，表11に記載の手術又は検査等を実施する入院を行う場合には，出来高算定は選択できず，原則，「1入院当たり包括支払い方式」で算定することとなります。

2.12 麻酔

2.12.1 麻酔を行うときの注意点

診療報酬点数表の「麻酔」の部に含まれるものには，静脈麻酔，硬膜外麻酔，硬膜外麻酔後の局所麻酔剤の持続注入，脊椎麻酔，伝達麻酔，球後麻

表11　「短期滞在手術等入院基本料3」の対象となる検査・手術

【検査】
終夜睡眠ポリグラフィー（携帯装置又は多点感圧センサーを有する睡眠評価装置を使用した場合を除く）
反復睡眠潜時試験（MSLT）
内分泌負荷試験（下垂体前葉負荷試験：成長ホルモン（GH）
小児食物アレルギー負荷検査
前立腺針生検法（MRI撮影及び超音波検査融合画像によるものを除く）

【手術】
経皮的放射線治療用金属マーカー留置術
四肢・躯幹軟部腫瘍摘出術（手）
骨折観血的手術（手舟状骨）
骨内異物（挿入物を含む。）除去術（前腕，鎖骨，手）
ガングリオン摘出術（手）
関節鏡下手根管開放手術
胸腔鏡下交感神経節切除術（両側）
涙管チューブ挿入術（涙道内視鏡を用いるもの）
眼瞼内反症手術（皮膚切開法）
眼瞼下垂症手術（筋膜移植法以外）
翼状片手術（弁の移植を要するもの）
斜視手術（後転法，前転法及び後転法の併施）
治療的角膜切除術（エキシマレーザーによるもの）
緑内障手術（水晶体再建術併用眼内ドレーン挿入術）
水晶体再建術（眼内レンズを挿入する場合：逢着レンズを挿入しないもの）
水晶体再建術（眼内レンズを挿入しない場合）
鼓膜形成手術
鼻骨骨折整復固定術
喉頭・声帯ポリープ切除術（直達喉頭鏡又はファイバースコープによるもの）
乳腺腫瘍摘出術
経皮的シャント拡張術・血栓除去術
下肢静脈瘤手術（抜去切除術，硬化療法，高位結紮術）
大伏在静脈抜去術
下肢静脈瘤血管内焼灼術
下肢静脈瘤血管内塞栓術
ヘルニア手術（鼠径ヘルニア）
腹腔鏡下鼠径ヘルニア手術（両側）
内視鏡的大腸ポリープ・粘膜切除術
痔核手術（脱肛を含む。）（硬化療法（四段階注射法によるもの））
肛門ポリープ，肛門尖圭コンジローム切除術
体外衝撃波腎・尿管結石破砕術
尿失禁手術（ボツリヌス毒素によるもの）
顕微鏡下精索静脈瘤手術
子宮頸部（腟部）切除術
子宮鏡下有茎粘膜下筋腫切出術，子宮内膜ポリープ切除術
子宮鏡下子宮筋腫摘出術
腹腔鏡下卵管形成術
ガンマナイフによる定位放射線

酔，マスク又は気管内挿管による閉鎖循環式全身麻酔等の麻酔，神経ブロック等があります。

麻酔領域においても，医薬品医療機器等法で承認されていない適応や用法で薬剤を投与することは保険診療上認められていませんが，特にDPC制度に関連して，保険診療上の取り扱いに注意する必要があります。

DPC制度において，診療報酬点数表における「麻酔」の部は，「手術」の部などとともに包括範囲から除外されています。しかし，手術室で用いた薬剤でも「麻酔」の部に該当するとはいえないものもあるため，適切な取り扱いを心がけましょう。誤解の生じやすい例として，DPC対象病院において，手術室でフルルビプロフェン アキセチル（ロピオン）を静注した場合があります。本薬剤の適応は術後疼痛および各種がんにおける鎮痛のみであり，この薬剤の費用は，診療報酬点数表では「注射」の部の薬剤料に該当し，これはDPC制度において包括範囲に含まれます。したがって，「麻酔」の部に含まれる薬剤料として，包括対象外（すなわち出来高算定）とすることはできません。

同様の例として，DPC対象病院において，PCAポンプを用いて術後管理を行った場合があります。PCAポンプを硬膜外麻酔後の局所麻酔剤の持続注入を行うために用いた場合は，麻酔剤及びPCAポンプの費用は「麻酔」の部に含まれる薬剤料及び特定保険医療材料として出来高で算定できます。一方，iv-PCA（経静脈患者管理鎮痛法）の実施のために用いた場合には，診療報酬点数表における「麻酔」の部ではなく，「注射」の部の薬剤料及び特定保険医療材料に該当し，DPC制度では包括範囲に含まれます。

2.12.2　マスク又は気管内挿管による閉鎖循環式全身麻酔
【L008：（例）「1」イ 24,900点（249,000円）】

閉鎖循環式全身麻酔（診療報酬点数表では「マスク又は気管内挿管による閉鎖循環式全身麻酔」）では保険診療上，麻酔の開始時間および終了時間（実施時間）を麻酔記録に記載することが算定の要件として定められていま

す。この実施時間とは，当該麻酔を行うために「閉鎖循環式全身麻酔器を患者に接続した時点」を開始とし，「患者が当該麻酔器から離脱した時点」を終了とします。それ以外の手術室の中で行われる処置，観察などの時間は実施時間に算入できません。

　なお，条件によって麻酔区分が決められているので，記録に基づいて正しい区分で算定しましょう。また，"別に厚生労働大臣が定める麻酔が困難な患者"の場合とそうでない場合で大きく算定できる点数が異なりますが，これに該当する患者は表12の通りです。

2.12.3　麻酔管理料【L009（Ⅰ）：250点（2,500円）または1,050点（10,500円），L010（Ⅱ）：150点（1,500円）または450点（4,500円）】

　麻酔科標榜医による質の高い麻酔が提供されることを評価する麻酔管理料（Ⅰ）と，麻酔科標榜医の指導のもとに安全体制を確保し，質の高い麻酔が提供されることを評価する麻酔管理料（Ⅱ）があります。算定にあたっては複数の要件をすべて満たさなくてはならないので注意してください。

　気をつけることの1つとして，麻酔管理料（Ⅰ），（Ⅱ）ともに麻酔前後に診察を行うことが算定の要件となっていますので，十分に注意してください。

　さらに，麻酔管理料（Ⅰ）は前後診察および主たる手技も含めて，すべて地方厚生（支）局長等に届け出ている常勤の麻酔科標榜医が行わなければ算定できませんので，誤解のないよう気をつけてください。

　2020（令和2）年度診療報酬改定では，医師の負担軽減の推進の観点から，麻酔管理料（Ⅱ）について，麻酔を担当する医師の一部の行為を，適切な研修を修了した看護師（特定看護師）が実施しても算定できるよう見直されました。また，これまでは麻酔を担当する医師が麻酔前後の診察を行う必要がありましたが，常勤の麻酔科標榜医が実施した場合についても算定は可能となりました。

表12 別に厚生労働大臣が定める麻酔が困難な患者

専門科等	対象疾患等	重症度，病期分類による条件等
循環器科	心不全	NYHA分類Ⅲ度以上
	狭心症	CCS分類Ⅲ度以上
	心筋梗塞	発症後3月以内
	大動脈閉鎖不全（AR） 僧帽弁閉鎖不全（MR） 三尖弁閉鎖不全（TR）	中等度以上
	大動脈弁狭窄（AS） 僧帽弁狭窄（MS）	AS：経大動脈弁血流速度4 m/秒以上，大動脈弁平均圧較差40 mmHg以上，または大動脈弁口面積1 cm^{2}以下 MS：僧帽弁口面積1.5 cm^{2}以下
	植込み型ペースメーカーの使用患者 植込み型除細動器の使用患者	
	先天性心疾患	心臓カテーテル検査により平均肺動脈圧25 mmHg以上，または心臓超音波検査によりそれに相当する肺高血圧が診断されている
	肺動脈性肺高血圧症	心臓カテーテル検査により平均肺動脈圧25 mmHg以上，または心臓超音波検査によりそれに相当する肺高血圧が診断されている
呼吸器科	呼吸不全	動脈血酸素分圧60 mmHg未満 動脈血酸素分圧・吸入気酸素分画比300未満
	換気障害	1秒率70％未満かつ肺活量比70％未満
	気管支喘息	治療が行われているにもかかわらず，中発作以上の発作を繰り返す
内分泌 代謝科	糖尿病	HbA1cがJDS値で8.0％以上（NGSP値で8.4％以上）または空腹時血糖160 mg/dL以上または食後2時間血糖220 mg/dL以上
	腎不全	血清クレアチニン値4.0 mg/dL以上
	肝不全	Child-Pugh分類B以上
血液	貧血	Hb 6.0g/dL未満
	血液凝固能低下	PT-INR 2.0以上
	播種性血管内凝固症候群（DIC）	
	血小板減少	血小板5万/μL未満
	敗血症	全身性炎症反応症候群（SIRS）を伴うもの
救急	ショック状態	収縮期血圧90 mmHg未満
	完全脊髄損傷	第5胸椎より高位のもの
	心肺補助を行っている	
	人工呼吸を行っている	
	透析を行っている	
	大動脈内バルーンパンピングを行っている	
	肥満指数（BMI）35以上	

CHECK POINT ✏ 麻酔科標榜医

　麻酔管理料（Ⅰ），（Ⅱ）ともに誰が主要な麻酔手技及び術前・術後の診察を行ったのか，ということが算定要件として重要になります。特に，主要な麻酔手技を誰が行ったか明らかでない例が多く見られます。

　麻酔記録や看護記録または診療録等には，手術に関係した麻酔科医の氏名だけでなく，主要な麻酔手技を実施した麻酔科医の氏名も明記するといいでしょう。ちなみに“主要な麻酔手技”とは，気管内挿管・抜管，マスク挿入・抜去，脊椎麻酔の実施，硬膜外麻酔の実施等です。

①麻酔管理料（Ⅰ）は，地方厚生（支）局長に届け出た常勤の麻酔科標榜医が主たる麻酔手技，術前・術後診察を行う必要がある

　先の記載の通りですが，麻酔管理料（Ⅰ）は常勤の麻酔科標榜医による質の高い麻酔が行われていることに対する評価です。そのため，すべての主要な麻酔手技の実施者が“届け出た常勤の麻酔科標榜医”であることが必要です。

②麻酔科標榜医の関わり方に変更があった麻酔管理料（Ⅱ）

　麻酔管理料（Ⅱ）は，初期研修医や麻酔科標榜医を持たない医師が麻酔を実施する際に，常勤の麻酔科標榜医の指導のもとで麻酔を実施する体制についての評価ですが，2020（令和2）年度診療報酬改定で麻酔管理料（Ⅱ）の算定要件が変更され，麻酔前後の診察は，麻酔を実施する医師でも麻酔科標榜医でも可能となりました。いずれの場合においても，麻酔前後の診察の内容は麻酔の担当医や看護師と共有する算定要件となっていますので，カンファレンスで情報共有を行っている場合には，カンファレンス記録に出席者を記載するなど事後的に情報共有がいつ誰に行われたのか確認できるような工夫をするとよいでしょう。

2.13　放射線治療

2.13.1　放射線治療

　悪性腫瘍の治療法の1つとして，手術や化学療法のほか，放射線治療があります。

　しかし，放射線治療では目的とする照射すべき部位のみならず，周囲の正常組織に対しても少なからず障害を及ぼすため，綿密な照射計画を立て，計画に基づいた適切な治療管理を行うことが必要です。このため，診療報酬点数表においても，放射線治療にかかる項目では治療管理について数多くの算定要件を求めています。

　また，診療放射線技師法により，「放射線を照射したときは，照射録を作成し，指示をした医師の署名を受けなければならない」とされていますので，医師は照射録を確認のうえ，署名するようにしましょう。

2.13.2　放射線治療管理料【M000：(例)「1」2,700点 (27,000円)】

　放射線治療管理料は，体外照射または密封小線源治療に掲げる外部照射，腔内照射もしくは組織内照射による治療を行うに際して，あらかじめ作成した線量分布図に基づいた照射計画により放射線照射を行った場合に算定できるものです。

　一連の治療過程において，2回(それぞれの照射法につき，分布図の作成1回につき1回で，合計2回まで)に限って算定可能です。なお，外来放射線照射診療料については，p.136を参照してください。

2.14　病理診断

　病理診断の費用は，病理標本作製料と病理診断・判断料を合わせて算定し

ます。病理診断に当たって患者から検体を穿刺しまたは採取した場合は，検査の項にある診断穿刺・検体採取料の該当算定項目も合わせて算定します。病理診断・判断料は月1回に限り算定できます。

2.14.1　病理診断料【N006：520点（5,200円）または200点（2,000円）】

　病理診断料は「1　組織診断料」と「2　細胞診断料」の2つに分けられています。ここで注意が必要な点は，細胞診断において，細胞に異常がなく，細胞検査士が細胞に異常がないという所見を病理報告書に記載し，病理報告書を完成させるような取り扱いを行っている場合です。病理診断料は「診断」を行う必要があることから，このような細胞検査士からの病理報告書を受け取った場合，病理検査を依頼した医師は診療録に自ら診断内容について記載するようにしてください。また，このような場合，病理診断を専ら担当する常勤の医師が病理診断を行い，その結果を文書により報告する必要がある病理診断管理加算は当然算定できません。

2.14.2　病理診断管理加算
【N006 注4加算：（例）「イ」（1）120点（1,200円）】

　病理診断管理加算は，病理診断を専ら担当する常勤の医師が病理診断を行い，その結果を文書により報告した場合算定できます。また，画像診断診断管理加算と異なり，地方厚生（支）局に届け出た医師である必要はありません。ただし，常勤の病理診断を専ら担当する医師である必要がありますので，基本的には病理医が最終診断をしていることが必要となります。

2.14.3　病理判断料【N007：130点（1,300円）】

　病理判断料は，病理診断料（N006）を算定しない場合，月1回に限り算定することができますが，診療録へ病理判断の要点の記載が必要です。この

要件は，告示・通知には記載がなく，平成25年8月6日に発出された厚生労働省保険局医療課の事務連絡「疑義解釈資料の送付について（その15）」の問11に記載されているのでご留意ください。

（問11）N007病理判断料の算定に当たっては，診療録に病理学的検査の結果に基づく病理判断の要点を記載する必要があるか。

（答）記載する必要がある。

（厚生労働省保険局医療課：事務連絡「疑義解釈資料の送付について（その15）」，平成25年8月6日）

3.1 レセプト

3.1.1 レセプトのチェック

　レセプト（診療報酬明細書）は診療録（カルテ）の記載に基づいて作成されるものです（図1，2）。逆にいうと、「診療録に記載がないことは診療報酬請求の根拠がないので、レセプトに記載することはできない」ということです。多くの医療機関では事務担当職員らがレセプトを作成しているわけですが、請求漏れや誤請求などを防ぐためには、診療録通りにレセプトが作成されているかどうかを、最終的に主治医がチェックする必要があります。また、何らかのミスがあり査定を受けて増減点連絡書（増減点通知）が届いた場合、今後も同様の査定を受けないためには、主治医はどのような査定を受けたかについて知っておく必要があります。

3.1.2 レセプト作成における注意点

　審査支払機関の審査委員に誤解されずに適切な審査を行ってもらうためには、読みやすく説得力のあるレセプト、つまり"行った診療が保険診療として妥当、適切である"ということを理解してもらえるレセプトを作成する必要があります。詳細については『新明細書の記載要領（医科・歯科・調剤／DPC)』（社会保険研究所）などの成書を参照してください。

(1) 傷病名

　レセプトの傷病名は、診療録の傷病名と一致していなければなりません。

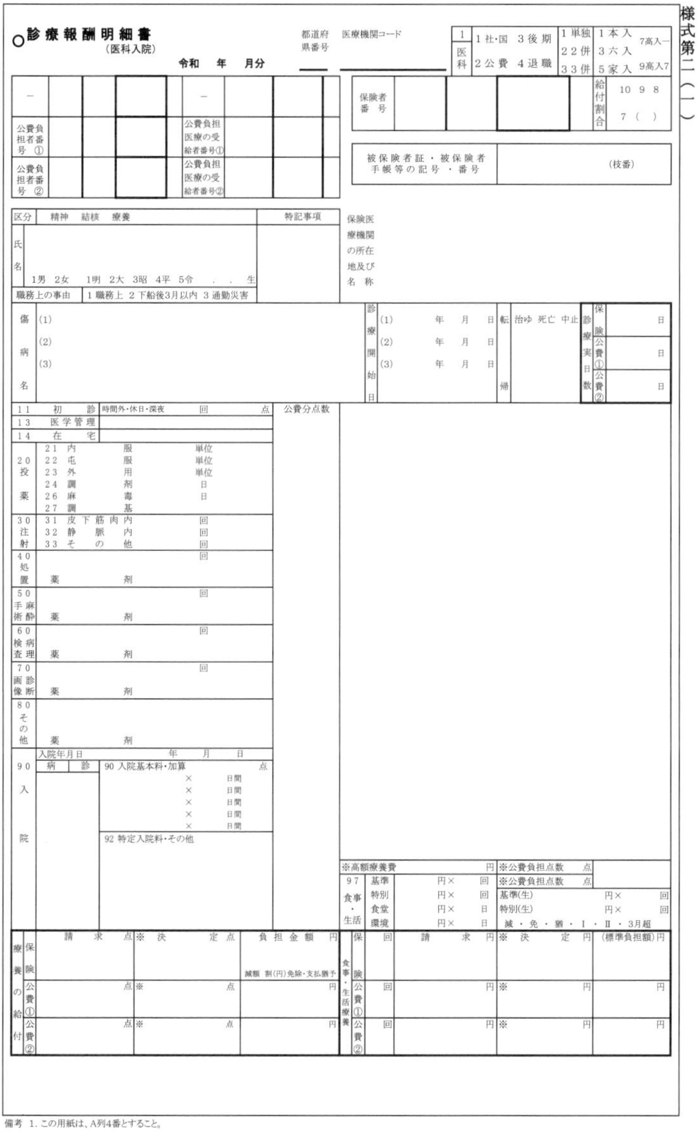

○診療報酬明細書
（医科入院）
令和　年　月分
都道府県番号　医療機関コード
1 医科　1 社・国　3 後期　2 公費　4 退職
1 単独　2 2併　3 3併
1 本入　3 六入　5 家入　7 高入一　9 高入7
公費負担者番号①　公費負担医療の受給者番号①
公費負担者番号②　公費負担医療の受給者番号②
保険者番号
給付割合　10 9 8 7（ ）
被保険者証・被保険者手帳等の記号・番号（枝番）
区分　精神　結核　療養
特記事項
氏名　1男 2女　1明 2大 3昭 4平 5令 . . 生
職務上の事由　1 職務上 2 下船後3月以内 3 通勤災害
保険医療機関の所在地及び名称
傷病名 (1) (2) (3)
診療開始日 (1) 年 月 日 (2) 年 月 日 (3) 年 月 日
転帰　治ゆ　死亡　中止
診療実日数　保険 日　公費① 日　公費② 日
11 初診　時間外・休日・深夜　回　点
13 医学管理
14 在宅
20 投薬　21 内服 単位　22 屯服 単位　23 外用 単位　24 調剤 日　26 麻毒 日　27 調基
30 注射　31 皮下筋肉内 回　32 静脈内 回　33 その他 回
40 処置　回　薬剤
50 手術麻酔　回　薬剤
60 検査病理　回　薬剤
70 画像診断　回　薬剤
80 その他　薬剤
90 入院　入院年月日　年 月 日
病　診　90 入院基本料・加算　点
× 日間
× 日間
× 日間
× 日間
× 日間
92 特定入院料・その他
公費分点数
※高額療養費　円　※公費負担点数　点　※公費負担点数　点
97 食事・生活　基準 円× 回　特別 円× 回　食堂 円× 日　環境 円× 日
基準(生) 円× 回　特別(生) 円× 回
減・免・猶・Ⅰ・Ⅱ・3月超
療養の給付　保険　請求 点　※決定 点　負担金額 円　減額 割(円)免除・支払猶予
公費①　点　※ 点　円
公費②　点　※ 点　円
食事・生活療養　保険　回　請求 円　※決定 円　(標準負担額) 円
公費①　回　円　※ 円　円
公費②　回　円　※ 円　円
様式第二（一）
備考 1. この用紙は、A列4番とすること。
2. ※印の欄は、記入しないこと。

図1　レセプトの様式（入院例）〔令和2年3月27日，厚生労働省告示第106号，様式第二（一）〕

診 療 報 酬 明 細 書
（医科入院外）

令和　年　月分

都道府県番号　医療機関コード

| 1 医科 | 1 社・国　3 後期
2 公費　4 退職 | 1 単独
2 2 併
3 3 併 | 2 本外　8 高外一
4 六外
6 家外　0 高外7 | 給付割合 | 10　9　8
7（　） |

保険者番号

被保険者証・被保険者手帳等の記号・番号　　　　　　　（枝番）

公費負担者番号①　　公費負担医療の受給者番号①
公費負担者番号②　　公費負担医療の受給者番号②

特記事項　　保険医療機関の所在地及び名称

氏名　1男　2女　　1明　2大　3昭　4平　5令　　　　　　生

職務上の事由　1 職務上　2 下船後3月以内　3 通勤災害

診療開始日　(1)　年　月　日　(2)　年　月　日　(3)　年　月　日
転帰　治ゆ　死亡　中止
保険　診療実日数　公費①　公費②

備　(1)
病　(2)
名　(3)

11	初　　診	時間外・休日・深夜　　回	点	公費分点数
12	再　　診	×　　回		
	外来管理加算	×　　回		
再診	時　間　外	×　　回		
	休　　日	×　　回		
	深　　夜	×　　回		
13	医学管理			
14 在宅	往　　診	回		
	夜　　間	回		
	深夜・緊急	回		
	在宅患者訪問診療	回		
	そ の 他			
	薬　　剤			
20 投薬	21 内服	薬剤　　単位		
		調剤　×　　回		
	22 屯服	薬剤　　単位		
	23 外用	薬剤　　単位		
		調剤　×　　回		
	25 処　　方	×　　回		
	26 麻　　毒	回		
	27 調　　基			
30 注射	31 皮下筋肉内	回		
	32 静脈内	回		
	33 その他	回		
40 処置		回		
	薬　剤			
50 手術麻酔		回		
	薬　剤			
60 検査病理		回		
	薬　剤			
70 画像診断		回		
	薬　剤			
80 その他	処方箋	回		
	薬　剤			

療養の給付
保険　請求　点　※決定　点　一部負担金額　円
減額　割（円）免除・支払猶予　円
公費①　点　※　点
公費②　点　※　点　円　※　高額療養費　円　※公費負担点数　点　※公費負担点数　点

備考　1. この用紙は、A列4番とすること。
　　　2. ※印の欄は、記入しないこと。

図2　レセプトの様式（入院外例）〔令和2年3月27日，厚生労働省告示第106号，様式第二（二）〕

診療録に記載のない傷病名はレセプト病名と見なされても仕方がありません。提出前に事務担当職員から傷病名記載漏れの連絡を受けた場合は，気をつけてください。このとき，診療録に基づかない傷病名をレセプトに記載すると，誤請求のもととなります。レセプト提出の前には，必ず診療録の内容と合っているかどうか念入りにチェックしましょう。

　レセプト病名という表現だとマイルドな響きですが，指導・監査，裁判では，「患者に罹患の実態のない傷病について査定逃れのために傷病名欄に不実記載した病名」のように理解され，表現されます。これをご覧になると，だいぶ印象が変わるのではないでしょうか。今は，傷病名や化学療法などの治療の算定状況などから類推される症状への投薬については，傷病名の記載がなくともよいこととなっています。また，診療報酬明細書に記載の算定項目や傷病名から判断することが難しい病態や，症状への投薬等を行う場合には，摘要欄や症状詳記に具体的な状況や必要性を記載するようにしてください。

　また，傷病名については，「診療報酬請求書等の記載要領等について」（昭和51年8月7日，保険発第82号，令和4年3月25日，保医発0325第1号一部改正※）「別紙1 診療報酬請求書等の記載要領」および「別紙2 診療録等の記載上の注意事項」において，

- 原則として「電子情報処理組織の使用による費用の請求に関して厚生労働大臣が定める事項及び方式並びに光ディスク等を用いた費用の請求に関して厚生労働大臣が定める事項，方式及び規格について」（令和4年4月22日付保発0422第1号※）の別添3に規定する傷病名を用いること
- 主傷病，副傷病の順に記載すること。
- 主傷病については原則として1つ，副傷病については主なものについて記載することとし，主傷病が複数ある場合は，主傷病と副傷病の間を線で区切るなど，主傷病と副傷病とが区別できるようにすること。

と規定されています。

※令和6年の最新の改正通知をご確認ください。

なお，DPCレプセトでは，診断群分類区分を決定する根拠となる「医療資源を最も投入した傷病名」を傷病名欄に，定義副傷病名を定義副傷病名欄に記載します。このほかに傷病情報として，主傷病名，入院の契機となった傷病名を必ず記載するとともに，該当するものがある場合は医療資源を2番目に投入した傷病名，入院時併存傷病名，入院後発症傷病名を記載することとなっています。ここで，入院時併存傷病名および入院後発症傷病名は，出来高算定部分の記載内容も踏まえながら，重要なものからそれぞれ最大4つまで記載することとなっていますので注意してください。

【傷病名にかかる注意点】

- ・わが国で一般的に用いられている傷病名を，できる限り正確に記載する
  ⇒略語などの使用は，一般化しているものを除き不適当です。レプセトは医師である審査委員だけではなく，保険者の事務担当職員も確認するからです。
- ・必要に応じ，急性・慢性の別，部位，左右の別を記載
- ・疑い病名はできるだけ早期に確定傷病名に変更，または転帰を記載
  ⇒同様に，急性疾患名が長期間続くことは不自然です。
- ・傷病名は必要最小限とする
  ⇒傷病名が多数あると審査委員の混乱を招き，思わぬ査定につながることもあります。傷病名はできるだけ整理することが重要です。同じく，似たような傷病名が重複して記載されている場合も，できるだけ整理して必要最小限としてください。
- ・DPCレプセトの入院時併存傷病名および入院後発症傷病名は，医学的に正しい傷病名を記載
  ⇒入院後に発症した傷病名を入院時併存傷病名として記載してあったり，入院時併存傷病名として記載された傷病名が入院期間中に変動するようなことがあってはいけません。

（2）診療開始日

　診療開始日も審査の重要なポイントです。なお，査定を免れるために，添

付文書に記載された用法において，投与期間が決められている薬剤について事実と異なる診療開始日を記載するようなことは，いうまでもなく不正請求となりますので〔例：胃潰瘍・十二指腸潰瘍に対するプロトンポンプ・インヒビター（PPI），脳血栓に対する組織プラスミノーゲン活性化因子（t-PA）など〕，絶対に行ってはいけません。

(3) 転帰

転帰について，診療中の傷病が治癒または死亡となったときは「治ゆ」，「死亡」を，中止または転医となったときは「中止」を，それぞれの傷病ごとに年月日とともにすみやかに記載してください。

例えば，胃潰瘍や高カリウム血症が治癒したにもかかわらず，転帰を記載せずに漫然とこれらの病名を付与し続けた場合，鎮痛薬や利尿薬を投与した際に「禁忌投与」として査定を受けてしまう可能性があります。そのため，自施設の複数科を受診している患者の場合，ほかの診療科が付与している傷病名についても把握しておく必要があります。

(4) 症状詳記

傷病名および摘要欄だけでは診療内容の説明が不足していると思われる場合は，症状詳記を添付します。その際，以下の点について注意します。

【症状詳記記載のポイント】

①読みやすいように，丁寧な字で書く
②傷病名欄，摘要欄などの記載事項と矛盾しない
③治療内容が正しく反映されている
⇒過去の症状詳記と全く内容が同一であるなど，詳細な記述に欠ける場合，十分な審査を受けることは期待できません。
④当該治療を行った根拠を明確にする
⇒できるだけ一般論は避け，その患者についてその検査，治療を行った理由を客観的かつ具体的に記載します。
検査データの数値を記載し，治療前と治療後の数値を具体的に記載

することで説得力が増します。なお，査定を免れるために事実と異なる数値を記載した場合，発覚すれば不正請求と扱われかねません。また，必要に応じて，検査結果や手術記録などのコピーを添付します。

3.1.3 レセプト病名

「単なる胃炎と診断したが，プロトンポンプ・インヒビター（PPI）を投与してしまったので，傷病名は胃潰瘍と書いておいた」というように，本来の傷病名では，検査や投薬などが審査支払機関の審査委員会で査定されることを恐れて書き足された"実態のない傷病名"は，レセプト病名（保険病名）ともいわれます。これを診療録やレセプトに記載することは不適切です。

3.1.4 レセプト開示

被保険者から保険者に対してレセプトなどの開示の求めがあった場合，原則，保険者はレセプトなどを開示しなければなりません。ただし，保険者にはレセプトの開示によって患者が傷病名などを知ったとしても診療上支障が生じない旨を主治医に確認し，同意を得る義務があります。しかしながら，医師が「レセプト病名の記載があるため」などといった理由で同意を拒否することは，もちろんのことながら正当な事由として認められません。

また，医療機関は患者から費用の支払いを受けるとき，個別の費用ごとに区分した領収証（書）を無償で交付しなければならず，さらにこれを交付するときは，当該費用の計算の基礎となった費用を項目ごとに記載した明細書も無償で交付しなければならない（療担規則第5条の2）とされています（図3，4）。

したがって，レセプトに記載された内容を患者が目にすることがある，ということを十分に念頭において，正しいレセプトの作成を常に心がけてください。

（別紙様式1）

（医科診療報酬の例）

領　収　証

患者番号		氏　名	様
受診科	入・外	領収書No.	発行日　年　月　日

請求期間（入院の場合）　年月日～年月日

費用区分	負担割合	区分
初・再診科	点	
入院料等	点	
医学管理等	点	
在宅医療	点	
検査	点	
画像診断	点	
投薬	点	
注射	点	
リハビリテーション	点	
精神科専門療法	点	
処置	点	
手術	点	
麻酔	点	
放射線治療	点	
病理診断	点	
診断群分類（DPC）	点	
食事療養	円	
生活療養	円	

本・家

保険	合　計	円
	負担額	円
	領収額合計	円

保険（食事・生活）　円

保険外負担	評価療養・選定療養（内訳）	その他（内訳）
	円	
	円	
	円	

領収印

東京都○○区○○　○-○-○
○○○病院

※厚生労働省が定める診療報酬や薬価等には、医療機関等が仕入れ時に負担する消費税が反映されています。

図3　領収証の様式（令和6年3月5日，保発0305第11号）

診療明細書（記載例）

入院	保険

患者番号		氏名	○○　○○	様	受診日	YYYY/MM/DD～
受診科						YYYY/MM/DD

部	項　目　名	点　数	回　数
医学管理	＊薬剤管理指導料2（1の患者以外の患者）	○○○	○
注射	＊点滴注射 　A注0．1%　0．1%100mL1瓶 　生理食塩液500mL　1瓶	○○○	○
	＊点滴注射料	○○	○
	＊無菌製剤処理料2	○○	○
処置	＊救命のための気管内挿管	○○○	○
	＊カウンターショック（その他）	○○○○	○
	＊人工呼吸（5時間超）　360分	○○○	○
	＊非開胸的心マッサージ　60分	○○○	○
検査	＊微生物学的検査判断料	○○○	○
	＊検体検査管理加算（2）	○○○	○
	＊HCV核酸定量	○○○	○
リハビリ	＊心大血管疾患リハビリテーション料（1） 　早期リハビリテーション加算 　初期加算	○○○	○○
入院料	＊急性期一般入院料7	○○○○	○
	＊医師事務作業補助体制加算1（50対1）	○○○	○
	＊救命救急入院料1（3日以内）	○○○○	○
	＊救命救急入院料1（4日以上7日以内）	○○○○	○

※厚生労働省が定める診療報酬や薬価等には、医療機関等が仕入れ時に負担する消費税が反映されています。

東京都○○区○○　　○－○－○
○○○病院　　　○○　　○○

図4　診療明細書（記載例）（令和6年3月5日，保発0305第11号）

3.2 DPC/PDPS

3.2.1 DPC/PDPS（DPC制度）とは

DPC/PDPS（DPC制度）とは，「急性期入院医療を対象とした診療報酬の包括評価制度」のことを指しています。DPC（Diagnosis Procedure Combination）というのは，「患者分類としての診断群分類」を意味する表現であり，DPC/PDPS（Diagnosis Procedure Combination/Per-Diem Payment System）というのは，「診断群分類にもとづく1日あたり定額報酬算定制度」を意味する表現です。対象医療機関の一般病棟の入院患者（一部例外を除く）であって，傷病名などが診断群分類に該当するものについては，この制度にしたがって診療報酬を請求します。対象となる病棟は図5を

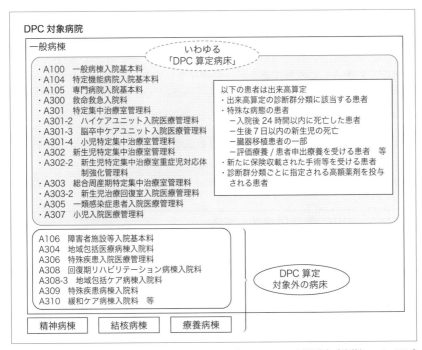

〔厚生労働省：令和6年度診療報酬改定の概要 入院Ⅴ（DPC/PDPS・短期滞在手術等），p.5，2024〕

図5 DPC/PDPSによる算定を行う病棟

参照してください。

　2024（令和6）年6月1日時点見込みで1,786病院がDPC制度を導入しており，急性期一般入院基本料等に該当する病床の約85％がDPC制度による評価の対象となっています。

　もともと，保険診療における診療報酬体系はすべて診療行為や投薬に応じた出来高払い方式によるものでした。しかし，出来高払い方式の場合，検査や投薬が増えれば増えるほど診療報酬が高くなってしまうため，過剰な医療につながるおそれがあります。また，請求や審査支払事務が複雑化することにもつながりかねません。

　DPC制度では，臨床的に類似する各患者を“診断群分類”としていくつかに区分し，診断群分類ごとに定められた診療報酬が医療機関に支払われる方式，すなわち包括支払方式になっています。この制度により，過小診療のおそれや診療内容の不透明化につながる可能性があるという指摘もありますが，一方で過剰診療の防止や，請求・審査支払事務の簡素化につながることが期待されています。なお，DPC制度はDPC対象病院の基準を満たしている病院を対象とした制度であり，一般病床を持たない病院，また診療所などはこの制度の対象外です。

　以下に，DPC制度の概要と注意点について簡単に述べます。詳細については『DPC電子点数表　診断群分類点数表のてびき』（社会保険研究所）や『DPCの基礎知識』（同）などの成書を参照してください。

3.2.2　DPC包括請求のしくみ

　DPC包括請求，すなわち，「厚生労働大臣が指定する病院の病棟における療養に要する費用の額の算定方法」（診断群分類点数表）による請求は，「診断群分類による包括評価の点数」＋「出来高評価の点数」として，合算して算出します。

　一般に，診療報酬はホスピタルフィー（病院の基本的な管理運営部分）的要素とドクターフィー（医師などが行う診療技術部分）的要素から構成され

```
診療報酬  =  包括部分                    +  出来高部分
            （ホスピタルフィー的要素）      （ドクターフィー的要素）

            例 ・入院基本料等               例 ・医学管理等
               ・画像診断                     ・手術料・麻酔料
               ・投薬・注射                   ・リハビリテーション
               ・検査（内視鏡検査，           ・検査（内視鏡検査，
                 病理検査以外）                 病理検査等）
               ・処置の大部分  など           ・一部の処置  など
```

図6　DPC包括請求の概要

ていますが，包括評価の範囲は主にホスピタルフィー的要素に相当する部分，出来高評価の範囲は主にドクターフィー的要素の部分となっています（図6）。

(1) 診断群分類による包括評価の点数

　診断群分類による包括評価の点数は，

> 「診断群分類ごとの1日あたり点数」×「医療機関別係数」×「入院日数」

で算出します。この包括評価の点数には，

- ・入院基本料等（一部例外あり）
- ・医学管理等のうち，手術前医学管理料および手術後医学管理料
- ・検査（一部を除く）
- ・画像診断（一部を除く）
- ・投薬（退院時処方を除く）
- ・注射（一部を除く）
- ・リハビリテーションに伴い使用された薬剤
- ・精神専門療法に伴い使用された薬剤
- ・処置（一部を除く）

表1　DPC/PDPSの基本事項（DPC/PDPSの包括範囲）

「医科点数表」における項目		包括評価	出来高評価
A 入院料等	入院基本料	全て	
	入院基本料等加算	病棟全体で算定される加算等（機能評価係数Iとして評価）	患者ごとに算定される加算等
	特定入院料	※入院基本料との差額を加算	
B 管理等		手術前医学管理料 手術後医学管理料	左記以外
C 在宅医療			全て
D 検査		右記以外	心臓カテーテル検査，内視鏡検査，診断穿刺・検体採取料（血液採取を除く）
E 画像診断		右記以外	画像診断管理加算 動脈造影カテーテル法（主要血管）
F 投薬		全て	
G 注射		右記以外	無菌製剤処理料
H リハビリテーション I 精神科専門療法		薬剤料	左記以外
J 処置		右記以外（1,000点未満処置）	1,000点以上処置 慢性腎不全で定期的に実施する人工腎臓及び腹膜灌流に係る費用
K 手術 L 麻酔 M 放射線治療			全て
N 病理診断		右記以外	術中迅速病理組織標本作製 病理診断・判断料
薬剤料		右記以外	HIV治療薬 血液凝固因子製剤（血友病等に対する）

〔厚生労働省：令和6年度診療報酬改定の概要 入院V（DPC/PDPS・短期滞在手術等），p.12，2024〕

　・病理診断〔病理標本作製料（術中迅速病理組織標本作製を除く）に限る〕などの費用が含まれます。詳しくは表1をご参照ください。

（2）診断群分類ごとの1日あたりの点数

　前述の「診断群分類ごとの1日あたりの点数」は入院日数に応じて3段階

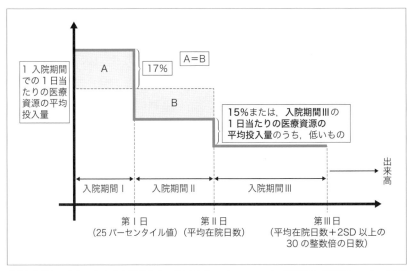

〔厚生労働省：令和6年度診療報酬改定の概要 入院V（DPC/PDPS・短期滞在手術等），p.10，2024〕
図7　DPC/PDPSの基本事項（1日当たり点数の設定方法）

に設定されています。具体的には，「診断群分類ごとの入院日数の25パーセンタイル値まで平均点数に17％加算し，平均在院日数を超えた日から前日の点数の原則として85％で算定」することになっています（図7）。すなわち，入院期間が短くなればなるほど，1日あたり請求できる診療報酬が高いまま退院することとなり，逆に入院期間が長くなればなるほど，1日あたり請求できる診療報酬が少なくなっていきます。さらに，短期入院患者が多く存在する診断群分類（例えば悪性腫瘍に対する化学療法や脳梗塞，外傷など）については，より短期入院を高く評価するように手が加えられています。

（3）医療機関別係数

また，全病院に共通の1日あたりの点数に，医療機関ごとに定められている医療機関別係数がかけられます。令和6年度診療報酬改定で，この医療機関別係数は基礎係数と2つの機能評価係数（Ⅰ），（Ⅱ），新たに設定され

た救急補正係数および激変緩和係数から構成されることとなりました。

基礎係数

　DPC病院はその役割や機能に応じて区分されており，「大学病院本院」，「DPC特定病院」，「DPC標準病院」となっています。その"それぞれの群ごとに定められた係数"が基礎係数です。同じ群に属する医療機関はいずれも，同じ基礎係数となります（表2）。令和6年度診療報酬改定では，DPC標準病院のうち，データ数に係る基準（1月あたりデータ数が90以上）を満たさない医療機関について評価が区別されることとなりました。

機能評価係数

　機能評価係数Ⅰは「入院基本料等加算の項目を置き換えたもの」で，各医療機関から地方厚生（支）局へ届出がなされた入院基本料等が反映されています。対して機能評価係数Ⅱは，2024（令和6）年度診療報酬改定からは4項目の係数（効率性係数，複雑性指数，カバー率指数，地域医療係数）から成り立っており，各係数を合計したものが最終的な機能評価係数Ⅱとなります。すなわち，各医療機関それぞれが特性に応じた努力を行うことによって，係数が高くなっていきます。例えば，カバー率指数では算定している診断群分類の種類が多ければ多いほど係数が高くなるよう設定されており，さまざまな疾患に対応できる総合的な体制が評価されるしくみになっています。

　また，今年度の診療報酬改定では，機能評価係数Ⅱについて見直しが行われました。具体的には，保険診療係数が廃止され，地域医療係数のがん，脳卒中，心血管疾患，精神疾患，災害，周産期，へき地，救急，感染症，その

表2　基礎係数

医療機関群	評価区分	施設数	基礎係数
DPC特定病院群	データ数が90/月未満	103	1.0063
	それ以外の施設	1,423	1.0451
大学病院本院群		178	1.1182
DPC標準病院群		82	1.0718

他の10項目に「臓器提供の実施，医療の質向上に向けた取組，医師少数地域への医師派遣機能（大学病院本院群のみ）」が追加されました。

救急補正係数

　機能評価係数IIに含まれていた救急医療係数について，救急医療入院における入院初期の医療資源投入の乖離を補正するための係数として，これまでの評価手法を維持し，独立した医療機関別係数の項目として救急補正係数を設定することになりました。

激変緩和係数

　2018（平成30）年度診療報酬改定で新たに導入された激変緩和係数は，医療機関の診療報酬請求額の変動が大きくなりすぎないように調整する係数のことです。診療報酬改定に伴う診療報酬請求額の激変に対応する目的で導入され，診療報酬改定のある年度に限り設定されることになっています。なお，2024（令和6）年度診療報酬改定においても設定されました。

（4）出来高評価の点数

　出来高評価の点数部分の算定方法ですが，DPC対象外病院と同じように診療報酬点数表に基づき出来高で算定します。主にドクターフィー的要素の部分より成り立っていることは前述の通りですが，厳密にはいわゆるホスピタルフィー的要素の項目も一部含まれています。

DPC制度で出来高評価の対象に含まれる主なもの

- 患者ごとに算定される入院基本料等加算（救急医療管理加算，超急性期脳卒中加算など）
- 特定入院料（加算点数として評価。救命救急入院料，特定集中治療室管理料など）
- 医学管理等（手術前医学管理料，手術後医学管理料を除く）
- 在宅医療
- 検査の一部
- 画像診断の一部
- リハビリテーション（薬剤料を除く）

- 精神科専門療法（薬剤料を除く）
- 処置の一部
- 手術
- 麻酔
- 放射線治療　など
- 病理診断（術中迅速病理組織標本作製，病理診断・判断料に限る）

　　このほかに，退院時処方の薬剤料は出来高で算定することができます。ただし，出来高算定できるのは在宅において使用する場合のみであり，転院先で使用する場合は出来高算定することができません。

(5) 食事療養および生活療養

　食事療養および生活療養の部分は「食事療養及び生活療養の費用額算定表」（「入院時食事療養費に係る食事療養及び入院時生活療養費に係る生活療養の費用の額の算定に関する基準」別表）により算定します。

(6) 診断群分類の決定方法

　どの診断群分類に区分するかは，まず医療資源を最も投入した傷病名に該当するICD-10コードを主治医が決定することから始まります。「医療資源を最も投入した傷病名」は，「入院患者の入院期間全体を通してみて，治療した傷病のうち，最も人的・物的医療資源を投入した傷病名」であり，1入院中に複数の傷病に対して治療が行われた場合でも，医療資源を最も投入した傷病名は1つに決定します。なお，ICD-10に直接対応する病名がない場合はそれに近い病名に決定します。医療資源を最も投入した傷病が不明な時点では，入院の契機となった傷病名を決定します。

　また，診断群分類は，傷病名に加えて，行った手術や処置，合併する副傷病，重症度などによってさらに細分化されています。診断群分類の決定には，これらの状況もあわせて判断しなければなりません。すなわち，どういった手術，どういった処置，どういった副傷病によって診断群分類が分類されているかは傷病ごとに異なっており，それらは診断群分類ツリー図（診

断群分類定義樹形図）や定義テーブルに記載されています（図8）。これら
を活用しながら，最終的にどういった診断群分類に区分されるかを決めてい
くことになります。なお，複数の手術や処置が行われ，同一疾患内の複数の
診断群分類に該当する可能性のある場合は，診断群分類ツリー図のより下位
に掲げられた診断群分類を選択します。詳細は「DPC/PDPS傷病名コーディ
ングテキスト」や厚生労働省ホームページを参照してください。

・DPC/PDPS傷病名コーディングテキスト　改定版　（第5版）

厚生労働省保険局医療課が2014（平成26）年度診療報酬改定から参考資
料として公開している文書。近年は改定年の4月に改定版が公開されるの
で，最新版をご活用ください。

（参考：令和4年4月版　https://www.mhlw.go.jp/content/12404000/
000923137.pdf）

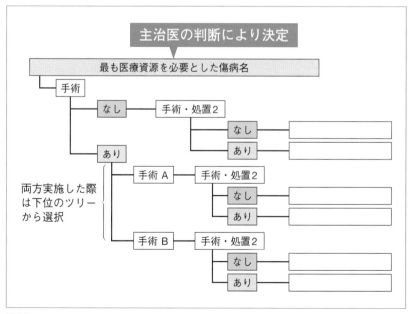

図8　診断群分類ツリー図の構成

診断群分類の決定の手順

①医療資源を最も投入した傷病名の決定

②医療資源を最も投入した傷病に対応するICD-10に分類されている診断群分類区分の検索

③診断群分類を決定するために必要な診療行為に基づく，診断群分類区分の決定（診断群分類ツリー図，定義テーブル，診断群分類点数表，診断群分類電子点数表を活用）

　　次に該当する患者では出来高算定となります。

　・入院後24時間以内に死亡した患者

　・生後7日以内の新生児の死亡

　・評価療養・患者申出療養を受ける患者

　・臓器移植患者の一部

　・急性期以外の特定入院料等の算定対象患者

　・その他厚生労働大臣が定める者　　など

3.2.3　医療資源を最も投入した傷病の決定

　前節で述べたように，診断群分類の決定は何よりも医療資源を最も投入した傷病名，つまり「入院期間中に最も人的・物的医療資源を投入した傷病が何なのか」によって左右されます。したがって，この医療資源を最も投入した傷病を正確に決定しなければなりません。また，診断群分類の決定は，適切な手順に沿って行われるべきです。診断群分類ツリー図を逆行して，点数が高いものから決定してはいけません。例えば，手術中・後に投与されたアルブミンに対して低アルブミン血症と選択したり，軽症の肺炎や胆嚢炎に対し，敗血症や播種性血管内凝固症候群（DIC）と選択して，より高い診療報酬を請求してはいけません。また，複数の手術が選択され，複数の診断群分類区分になりうる可能性があるからといって，点数が最も高い診断群分類を選ぶようなことがあってはなりません。

　レセプト病名の使用が不適切であることは述べましたが，レセプト病名を

最も医療資源を投入した傷病として選択したり,「定義副傷病あり」として高い診療報酬を請求することもいけません。医療資源を最も投入した傷病名は,主治医が決定するものです。療担規則第23条の2にもはっきりと規定されているように,適正な費用請求の確保に医師がしっかりと関わることが必要です〔療担規則については巻末資料（p.228）をご参照ください〕。

3.2.4　出来高評価部分の範囲の決定

DPC制度による診療報酬請求が,包括評価の点数と出来高評価の点数とに分けられることはこれまでに述べてきた通りですが,包括評価で算定すべき診療行為や投薬については,出来高で算定することはできません。包括評価で算定すべきか出来高評価で算定すべきかの判断が難しい場合は,地方厚生（支）局などに相談するようにしてください。

例えば,手術や麻酔で使用した薬剤以外の薬剤は包括評価で算定すべきで,出来高で算定することはできません。術前,術後に使用したものは手術に直接関係ないものでも誤って出来高として請求されることがあるので,注意が必要です。

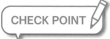 **DPC 制度における診療報酬請求にあたって注意すべきポイント**

DPCにおいては,診断群分類番号の決定（以下：コーディング）と入院中に使用した薬剤に係る費用の包括・出来高での算定に関しての誤りが非常に多い傾向があります。また,同一傷病における7日以内の再入院の際は,入院の起算日に注意をする必要があります。

①コーディング

まず,コーディングに関しては先述の通り,退院時に主治医が入院期

間中に最も医療資源を投入した傷病名を決定し，それに基づいてコーディングを行うのが基本的な流れになります。その際，主治医が入院期間中に最も医療資源を投入した傷病名の選択を誤ると，コーディングも正しく行われず，不適切な診療報酬を請求することになってしまいます。

　入院中に最も医療資源を投入した傷病名を誤って選択している例として多いのが，ある疾患（以下：疾患Ａ）に罹患して入院した後に別の疾患（以下：疾患Ｂ）を発症したケースで，疾患Ｂによって入院期間が大幅に延びたわけではないにもかかわらず，最も医療資源を投入した傷病名を疾患Ｂとしてしまっている場合です。この場合，入院の契機となったのは疾患Ａであるため，入院基本料は疾患Ａに投入していると考えるのが適切です。したがって，疾患Ｂの治療に高額な医療費を長期にわたって継続的に投入したような場合を除き，ほとんどのケースでは，疾患Ａを入院中に最も医療資源を投入した傷病名と考えるのが正しいということになります。

　そのほかに多い誤りとしては，原因疾患が明らかであるにもかかわらず，それに付随した呼吸不全，心不全などの臓器不全病名を傷病名に選択したり，疾患の部分的現象であるアルブミン減少症，貧血，血小板減少症，好中球減少症，カテーテル感染症などを傷病名につけていたりするケースが挙げられます。一部の場合を除き，基本的に臓器不全病名や疾患の部分的現象を傷病名に選ぶのは不適切となります。

②入院中に使用した薬剤に係る費用

　入院中に使用した薬剤は，DPCでは診断群分類ごとに設定された１日あたりの点数に含まれることになるため，包括評価での算定となり，基本的には出来高で算定することはできません。しかし，手術や麻酔で使用した薬剤については，例外的に出来高として算定することが可能となっています。

　ここで重要なのは，手術に係る費用として出来高で算定することが可能な薬剤は，あくまでも手術中に用いたものに限られており，術前・術

後に用いた薬剤は出来高で算定できないということです。ところが実際には，手術後の鎮痛目的で使用した薬剤を出来高で算定してしまっているケースなどが多いため，算定の際には包括と出来高のどちらが適切なのかについて十分に注意する必要があります。

　また，退院時処方についても例外的に出来高で算定することが可能ですが，ほかの医療機関へ転院する場合には，包括評価の対象となるため，出来高で算定することはできません。

　そのほか，DPCにおける薬剤の処方に関して注意が必要なのは，入院の契機となった傷病の治療に係る患者の持参薬を，そのまま入院中に使うことができないという点です。DPCでは1日あたりの診療報酬にあらかじめ投薬・注射に係る費用が含まれているため，基本的に入院中に患者が使用する薬剤は入院先の医療機関で処方しなくてはなりません。

　もし，患者が入院前まで内服していた薬剤が入院先医療機関で採用されておらず，取り寄せるまでに時間がかかるなど，持参薬を使用せざるを得ない特別の理由がある場合には，その理由を診療録に記載する必要があります。実際には，特別の理由がないにもかかわらず持参薬を使用していたり，持参薬を使用せざるを得ない理由があっても診療録に記載していなかったりするケースがあるため，注意が必要です。

[根拠規定]

　厚生労働大臣が指定する病院の病棟における療養に要する費用の額の算定方法の一部改正等に伴う実施上の留意事項について（令和4年3月18日　保医発0318第2号）

第3 費用の算定方法，3 その他，（2）

入院中の患者に対して使用する薬剤は，入院する病院において入院中に処方することが原則であり，入院が予定されている場合に，当該入院の契機となる傷病の治療に係るものとして，あらかじめ当該病院又は他の病院等で**処方された薬剤を患者に持参させ，当該病院**

が使用することは特別な理由がない限り認められない。なお，特別な理由とは，単に病院や医師等の方針によるものではなく，個々の患者の状態等に応じた個別具体的な理由であることが必要である（やむを得ず患者が持参した薬剤を入院中に使用する場合においては，当該特別な理由を診療録に記載すること。）。

③同一傷病等での7日以内の再入院における，入院日の起算日について

退院日の翌日から起算して7日以内に再入院した場合で，以下のケースに該当するものについては，当該入院は前回入院と一連の入院とみなされるので注意が必要です。

- 前回入院の際の「医療資源を最も投入した傷病名」と再入院の際の「入院の契機となった傷病名」の診断群分類の上2桁が同一の場合
- 再入院の際の「医療資源を最も投入した傷病名」の診断群分類番号の上6桁が前回の入院と同一の場合
- 再入院の際の「入院の契機となった傷病名」が分類不能コードである場合
- 再入院の際の「入院の契機となった傷病名」が，手術・処置等の合併症に係るDPCのICDコードである場合

上記の場合，当該再入院の起算日は初回の入院日となります（退院期間については，入院期間として算入しません）。ただし，悪性腫瘍に対する化学療法目的での再入院については，7日以内の再入院であっても，一連の入院とはみなさず，起算日は再入院した日とする事が可能です。また，その際には，診療報酬明細書の「摘要」欄に化学療法の実施日（予定日）および化学療法の概要を記載する必要があります。

④DPCでは包括となる算定項目の算定要件は満たすべきか？

DPCでは，退院日に最終的な最医療資源投入病名が決まり，DPCコードが決まります。そのため，症例によっては最終的に出来高算定となる場合があります。その際，もし，算定要件を満たしていない診療や記載

であった場合には不当請求となってしまいますので，DPC 入院であって
も，包括されている算定項目についても算定要件は守るようにしてくだ
さい。

3.3 審査・査定

3.3.1 審査支払機関

わが国の医療保険制度の特徴の１つに，「どの保険者の被保険者であって
も，あらゆる保険医療機関を自由に受診」できるフリーアクセスが挙げられ
ます。しかし，この制度のもとで，各医療機関が受診した患者それぞれの保
険者に対して個別に診療報酬請求を行えば，事務手続きは煩雑となり，支払
いが滞るおそれがあります。そこで，診療報酬請求の審査・支払いを円滑に
行うことを目的として，審査支払機関が設置されています。

このため，健康保険法などの規定に基づき，保険者に対する診療報酬請求
の審査業務，ならびに保険者からの診療報酬の支払業務は，社会保険診療報
酬支払基金（支払基金）に委託されています。同様に，国民健康保険の保険
者，ならびに各都道府県の後期高齢者医療広域連合に関する審査・支払業務
は，国民健康保険団体連合会（国保連）に委託されています（「1.2.2 医療
保険のしくみ」参照）。以下では，支払基金を例にして審査支払業務につい
て紹介します。

3.3.2 審査支払機関改革

これまでも審査支払機関のあり方についてはさまざまな議論や検討が行わ
れましたが，2016年に閣議決定された「規制改革実施計画」において，「診

療報酬の審査の効率化と統一性の確保」が記載されたことから，大きな改革の動きが生まれました。その翌年の2017年には，厚生労働省および社会保険審査支払基金から「支払基金業務効率化・高度化計画」が，国民健康保険中央会および国民健康保険団体連合会から「国保審査業務充実・高度化基本計画」が策定され，現在に至るまで社会保険及び国民健康保険双方のさまざまな改革が現在進行形で行われています。

　改革が必要と考えられた背景には大きく2つの論点がありました。1つ目は，審査に要する費用は保険料で賄われており，国民負担の軽減の観点から業務効率化を進める必要があること，2つ目は，支払基金や国保連では支部間で審査結果の不合理な差異の存在が指摘されており，医療を受ける国民の公平性の観点からその解消を図っていく必要があることです。1つ目の論点については，審査手数料として数百億円単位の費用がかかっています。

　支払基金の支部間による審査基準の差異，同様に国保の（例えば）都道府県間の審査基準の差異，そして，同じ地区でも社保と国保の審査に差異があることについて，身を持って体験された方もいると思います。

　極めて個別性の高い個々の患者の状態に合わせて，日進月歩の医学の知見を実臨床に取り入れ，その時点で最善の診療を行っていく医師の診療行為を診療報酬制度の中できちんと評価していくためには，医科点数表の規定に，ある程度の幅，解釈の余地が必要です。そのため，審査委員会による審査が必要な事例は，医療の個別性を大切にするためにも今後も必要なのです。そのうえで，審査の効率化の施策の中では，ICTやAIの導入によるコンピューターチェックといった人の目によらない審査方法の導入は必定です。

　そこで，2020年度に厚生労働省が開催した「審査支払機能の在り方に関する検討会」では，コンピューターチェックの導入に必要な審査機関間の審査基準の差異の解消の具体的なスケジュールが検討され，2023年7月までに支払基金と国保連についてそれぞれ機関ごとの審査基準の統一化の検討が一巡しました。機関を超えた審査基準の統一については，2025年3月までに完了するよう検討・整理を進めることとされました。（令和5年10月31日　社会保険診療報酬支払基金プレスリリース）

3.3.3　審査委員会

　支払基金は社会保険診療報酬支払基金法（支払基金法）の定めに従って，これまで各都道府県に支部を置き，それぞれの支部に審査を行うための社会保険診療報酬請求書審査委員会（審査委員会）を設置していましたが，支払基金改革のための法改正が行われ，全国14カ所の審査事務センターとその分室に審査事務を集約化することとなりました。一方，審査委員会はこれまで通り都道府県ごとに置かれています。審査委員会の委員は保険者，診療担当者，学識経験者の３者の代表から成り立ち，各区分同数ずつ幹事長が委嘱することとなっています。また，前２者については，それぞれ所属団体の推薦により行わなければならないとされています。対して，学識経験者については，支払基金で設置する社会保険診療報酬請求書審査委員会学識経験者審査委員選考協議会において意見を聴取のうえ，医学上および薬学上の高度な識見と豊富な臨床経験などを有し，かつ保険診療にも識見を有した者であって，公正・公平な審査をなしうる者の中から選出するとされています。

3.3.4　審査の法的根拠

　健康保険法第76条第４項，国民健康保険法第45条第４項，高齢者の医療の確保に関する法律第70条第３項にはいずれも，保険者は保険医療機関などからの診療報酬の請求があったときは，療養の給付の取り扱いなどを定めた基準や療養の額の基準といった規定に照らし合わせ，審査したうえで支払うこととされています。すなわち，これらの法律によって審査支払業務が支払基金に委託されており，そして，支払基金法によって支払基金に設置される審査委員会において，これらの規定に照らし，診療報酬請求の適否を審査することになります。

　このようにして設置された審査委員会は，支払基金法と社会保険診療報酬請求書審査委員会規程に基づき，以下の職務と権限を持ちます。

審査委員会の職務・権限

①診療担当者の提出するレセプトの審査を行うこと

②審査の結果，診療内容または診療報酬請求の内容に著しい不正または不当の事実を発見したときは，地方社会保険医療協議会に遅滞なく通報すること

地方社会保険医療協議会は，社会保険医療協議会法に基づいて各地方厚生（支）局に設置され，「保険医療機関及び保険薬局の指定及び指定の取消し並びに保険医及び保険薬剤師の登録の取消しについて，厚生労働大臣の諮問に応じて審議し，及び文書をもつて答申するほか，自ら厚生労働大臣に，文書をもつて建議することができる」（第2条2項）組織とされています。

審査委員会の権限として，**審査のために必要がある場合は，厚生労働大臣の承認を得て，当該診療担当者に対して出頭および説明を求め，報告させ，または診療録その他の帳簿書類の提出を求めることができ，診療担当者が正当な理由なくこれを拒んだ場合は，地方厚生局長の承認を得て，診療報酬の支払いを一時差し止めることができます。**

3.3.5　増減点連絡書（増減点通知）

医療機関がレセプトにより請求した診療報酬は，上記の通り支払基金，国保連で審査され，妥当な請求についてはこれらの組織を通して支払われます。しかし，保険診療として妥当性を欠くと判断されたものは査定されます。査定された内容は，増減点連絡書（増減点通知）として医療機関に通知されます。

審査は提出されたレセプトに基づいて行われますが，**レセプトに事実ではないことを記入すれば不実記載となり，それにより報酬を受けようとすれば詐欺罪に問われかねません。**なお，医療上妥当適切な診療であっても，診療報酬請求のための明細書であるレセプトに十分な記載が難しい場合には，審査委員の多くは臨床経験の豊富な医師によって構成されていますので，症状

詳記などでその医療がなぜ必要であったのかをわかりやすく補足すれば，保険診療上の妥当性が適切に審査されます。

ただし，書類審査という特性上，時として医師あるいは医療機関として納得のいかない査定が行われる場合もあるかもしれません。そのような場合には，再審査請求を行うことができます。

診療を実際に行った医師として増減点連絡書に目を通すことは，保険診療に対する理解を深める助けにもなるでしょう。

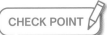 **査定の理由は？**

レセプトが査定されたときに，A〜Dのアルファベットが記載されますが，それは以下のような意味です。

A　療養担当規則等に照らし，医学的に保険診療上適応とならないもの

B　療養担当規則等に照らし，医学的に保険診療上過剰・重複となるもの

C　療養担当規則等に照らし，A・B以外で医学的に保険診療上適当でないもの

D　告示・通知の算定要件に合致していないと認められるもの

（社会保険診療報酬支払基金ウェブサイトより）

自ら行った診療がどのような査定を受けたのか知っておくことは，今後同様の査定を受けないようにするためにも重要です。もしも査定が妥当でないと考えられる時には再審査請求をすることも可能です。

3.3.6 再審査請求

　診療報酬請求に対しては，支払基金や国保連の審査委員会が審査を行いますが，この審査内容に対して異議のある場合には，当該審査委員会に対して再審査請求をすることができます。再審査請求に対して審査委員会では再度検討を行い，再審査請求が妥当と認められたときには異議申し立てが採用されます。この再審査請求は，診療側たる医療機関と支払側たる保険者の両者いずれも行う（請求する）ことができます。

　すなわち，審査内容に不服があるときはこの制度を利用することになるわけですが，保険請求に対する独り善がりな解釈や，医学常識から外れた診療内容などについてまでいたずらに再審査請求をするのは考えものですし，原則として再審査請求時に傷病名を付け足すことは認められていません。やはり，初回提出時に保険医たる主治医自らがレセプトを点検し，診療内容のみならず診療報酬請求にあたっても責任を持つよう心がけねばなりません。

3.4　指導・監査

3.4.1　指導とは

　医療機関は，行政機関からさまざまな指導や監査を受けますが，保険診療に関しても指導・監査があります。保険診療に関する指導・監査は，健康保険法などの各種関係法令に基づいて行われますが，指導と監査ではその趣旨が異なります。指導は「保険診療の質的向上と適正化を目的として行われるもの」で，すべての保険医療機関が対象となりえます。

　保険医療機関に対する指導は，以下の点などについて理解を深めるためのものです。

指導のポイント

　・保険診療が，医学的に妥当・適切に行われているか

- 保険診療が「保険医療機関及び保険医療養担当規則」をはじめとする保険診療の基本的ルールに則り，適切に行われているか
- 診療報酬請求の根拠となる事項が，その都度診療録等に記載されているか
- 診療報酬請求が点数表に定められた通り，適正に行われているか

3.4.2　指導の方法

指導は，個別指導，集団指導，集団的個別指導に分類されます。

個別指導

- 診療報酬請求が適切に行われているか，レセプト，診療録をはじめとする関係書類などで確認します。
- 地方厚生（支）局と都道府県で行うものと，さらに厚生労働省と共同で行うもの（共同指導）とがあります。
- 共同指導のうち，大学病院，臨床研修病院などを対象として行う「特定共同指導」があります。これらの病院には卒業後間もない研修医や若い医師が多く働いており，特定共同指導では保険医として適正な保険診療を実践するための教育的観点からの指導が重視されていることから，保険医をはじめ関係職種に対する保険診療についての講義を行う集団指導も実施しています。大学病院などは周囲の医療機関などとの関連も深く，地域全体の保険診療の適正化につながることが期待されています。

集団指導

- 保険診療に関する理解を深めてもらうために，集団形式で講演などを行うものです。
- 保険医療機関を新規に開設した際に受ける「新規指定時集団指導」，保険医療機関の更新の際に受ける「更新時集団指導」，保険医を新規に登録した際に保険医が受ける「新規登録時集団指導」，診療報酬改定のある年に行われる「改定時集団指導」があります。

集団的個別指導

- 同一グループの医療機関を対象として，講演方式により行う集団部分と，個別の医療機関との簡単な面談方式による個別部分からなります。
- 保険診療に対する理解を深めてもらうことが目的とされています。

3.4.3　監査とは

　健康保険法に基づく保険診療の監査は，「診療内容および診療報酬の請求に不正または著しい不当があったと疑うに足る理由があるときに行われる」ものです。一般の新聞やテレビによる報道で，特定の医療機関による診療報酬の不正請求が大きく取り上げられることがありますが，これらの中には監査により不正請求など事実関係が調査された事例もあります。

　また，監査によって不正請求などの事実が明らかになった場合，地方厚生（支）局長による行政措置などとして，その内容に応じて保険医療機関の指定取消，保険医の登録取消，戒告，注意などが行われます。病院や診療所にとって，保険医療機関としての指定を取り消される影響は非常に深刻ですし，医師個人としても保険医の登録を取り消されることになれば，保険診療ができないことになり，医師としての活躍に大きな制約を受けることになるでしょう。なお，取消処分が行われた場合，保険医療機関の再指定および保険医の再登録ともに，原則として5年間行われません。

　さらに，当然，不正または不当な診療報酬請求にかかるものについては，返還金も求められます。不正に診療報酬請求した額に40％の加算金が加えられることもあります。

　保険医は，保険診療の定めをしっかりと認識し，遵守してください。

3.4.4　指導および監査の実施状況について

　2022年度における保険医療機関等に対する指導および監査の実施状況は，保険医療機関等から返還を求めた額が19億7,261万円，保険医療機関等の

指定取消（取消相当を含む）が18件，保険医等の登録取消（取消相当を含む）が14名となっています。

3.5　不正請求と不当請求

3.5.1　不正請求と不当請求とは

診療報酬の不正請求の例としては次のようなものがあります。

①架空請求

　診療の事実がないものを診療したとして請求すること

②付増請求

　診療行為の回数（日数），数量，内容等を実際に行ったものより多く請求すること

③振替請求

　実際に行った診療を，保険点数の高い別の診療に振り替えて請求すること

④二重請求

　自費診療を行って，患者から費用を受領しているにもかかわらず，保険でも診療報酬を請求すること

　監査によって故意にこのような不正請求をしたことが明らかになれば，ほぼ確実に保険医療機関の指定取消，保険医の登録取消の処分が行われます。

　なお，不当請求とは「診療報酬の請求のうち，算定要件を満たしていない等，その妥当性を欠くもの」を指します。

3.5.2　不正請求事例

取消事例①

　監査に至った経緯：当該医療機関の元従業員からの情報提供

【不正内容】

・診療していないにもかかわらず，診療報酬を不正に請求

・健康診断の保険請求

・看護要員の不足にもかかわらず変更の届出を行わず，診療報酬を不正に請求（看護師などの水増しによる請求）

取消事例②

　監査に至った経緯：個別指導により疑義が生じた

【不正内容】

・実際に行った診療に，行っていない診療項目を加え，診療報酬を不正に請求

・実際に行った診療項目を，より点数の高い診療項目に振り替えて，診療報酬を不正に請求

取消事例③

　監査に至った経緯：保険者のレセプト点検で疑義が生じた

【不正内容】

・診療していないものを不正に請求

・1回の採血による血液検査を，数回に分けて検査したように請求

取消事例④

　監査に至った経緯：当該医療機関の元従業員からの情報提供

【不正内容】

・介護保険による通所リハビリテーションのサービスを受けている患者に対して，院外処方箋を交付せず，特定の保険薬局より当該医療機関へ薬剤を配達させ患者に渡していた

取消事例⑤

　監査に至った経緯：患者からの情報提供

【不正内容】

・向精神薬等の1回の処方で14日分しか投与が認められていない薬剤を28日分投与したときに，審査での査定逃れのため，実際には1回しか受診していないにもかかわらず，2回受診したように診療報酬請求して

いた。その際に1回分の再診料，特定疾患療養指導料，調剤料，処方料を付け増して診療報酬請求していた（2枚処方）

取消事例⑥

監査に至った経緯：患者からの情報提供

【不正内容】

・過去に診療した患者について，最近は診療していないのに，あたかも毎月診療したように装って，診療報酬を不正に請求

・実際に行った保険診療に，行っていない医学管理料等を付け増して診療報酬を不正に請求

取消事例⑦

監査に至った経緯：個別指導により疑義が生じた

【不正内容】

・実際には行っていない保険診療を行ったものとして診療報酬を不正に請求していた

・実際に行った保険診療に行っていない保険診療を付け増して，診療報酬を不正に請求していた

・保険診療と認められないものを，保険診療を行ったように装って，診療報酬を不正に請求していた

取消事例⑧

監査に至った経緯：不正請求の情報提供

【不正内容】

・診察をせず，無資格者が院外処方箋を発行したものについて，保険診療を行ったものとして診療報酬を不正に請求していた

3.5.3　増加する被保険者（患者）からの不正請求に関する情報提供

　患者が医療費控除を受けるために確定申告を行う際，今までは医療機関が発行する「領収書」を提出する必要がありましたが，2016年（平成28年）

より，保険者から被保険者に対して発行される「医療費の通知」でも手続き可能となりました。そして，この施策には別の副産物がありました。

　不正請求部分の一部負担金を患者に請求せず，架空請求や付け増し請求の保険部分のみを保険者に請求した場合，最終的には患者の手元にある「領収書」と保険者から送付される「医療費の通知」では記載される金額が異なったものになります。そのため，患者から確定申告ができない，または間違った金額で申告してしまったという相談・情報提供が保険者や行政機関に寄せられ，これを端緒に不正請求の疑いが持たれたり，不正請求自体が発覚しているのです。

　不正請求は絶対にやめましょう。

介護保険との給付調整

4.1　介護保険制度

4.1.1　介護保険とは

　1997年12月に制定され，2000年に施行された介護保険制度は，「高齢化の進展にともなう要介護高齢者の増加，介護期間の長期化，介護ニーズの増大，核家族化の進行など要介護高齢者を支えてきた家族をめぐる状況変化を背景に，高齢者の介護を社会全体で支え合うしくみ」として創設されました。

　単に高齢者の身の回りの世話をすることを超えて，高齢者の自立を支援することを理念とし，利用者の選択により，多様な主体から保健医療サービス，福祉サービスを総合的に受けられる制度を目指したものとなっています。また，負担金の納付と，制度持続のために，社会保険方式が採用されています。

　介護保険の被保険者は以下の通りです（介護保険法第9条）。

- ・市町村の区域内に住所を有する65歳以上の者（第1号被保険者）
- ・市町村の区域内に住所を有する40歳以上65歳未満の医療保険加入者（第2号被保険者）

　保険料は65歳以上の第1号被保険者では，老齢もしくは退職，障害または死亡を支給事由とする年金を受給している方であって，年間の支給額が18万円以上の方は年金から自動的に差し引かれ，それに満たない場合等は市町村に個別に納めます（介護保険法第131条）。また，40歳以上65歳未満の第2号被保険者では，健康保険料と一緒に徴収されます。そして，各健康保険組合が社会保険診療報酬支払基金に「介護給付費交付金」，「地域支援

事業支援交付金」として納める形になっています（介護保険法第150条）。

4.1.2 　要介護・要支援

　要介護状態とは，介護保険法で「身体上又は精神上の障害があるために，入浴，排せつ，食事等の日常生活における基本的な動作の全部又は一部について，厚生労働省令で定める期間にわたり継続して，常時介護を要すると見込まれる状態であって，その介護の必要の程度に応じて厚生労働省令で定める区分（以下「要介護状態区分」という。）のいずれかに該当するもの（要支援状態に該当するものを除く。）」とされています（介護保険法第7条）。

　また，要支援状態とは「身体上若しくは精神上の障害があるために入浴，排せつ，食事等の日常生活における基本的な動作の全部若しくは一部について厚生労働省令で定める期間にわたり継続して常時介護を要する状態の軽減若しくは悪化の防止に特に資する支援を要すると見込まれ，又は身体上若しくは精神上の障害があるために厚生労働省令で定める期間にわたり継続して日常生活を営むのに支障があると見込まれる状態であって，支援の必要の程度に応じて厚生労働省令で定める区分（以下「要支援状態区分」という。）のいずれかに該当するもの」とされています（介護保険法第7条2）。

　要介護者とは下記のいずれかに該当する者とされています（介護保険法第7条3）。

- ・要介護状態にある65歳以上の者
- ・要介護状態にある40歳以上65歳未満の者であって，その要介護状態の原因である身体上又は精神上の障害が加齢に伴って生ずる心身の変化に起因する疾病であって政令で定めるもの（以下「特定疾病」という。）によって生じたものであるもの

また，要支援者とは下記のいずれかに該当する者とされています（介護保険法第7条4）。

- ・要支援状態にある65歳以上の者
- ・要支援状態にある40歳以上65歳未満の者であって，その要支援状態の

原因である身体上又は精神上の障害が特定疾病によって生じたものである
るもの

そして，「要介護者または要支援者」を要介護者等としています（介護保
険法第7条5）。

4.1.3 要介護被保険者等とは

要介護被保険者等とは「要介護被保険者又は居宅要支援被保険者（要支援
者であって，居宅において支援を受けるもの）」を指します（介護保険法第
62条）。

なお，要介護認定において，患者の主治医である医師に求められる主治医
意見書の作成にかかる費用は，要介護認定にかかる事務費として市町村（保
険者）が負担することになっています。

要介護被保険者等については，介護保険で相当する給付を受けることがで
きる場合は，医療保険からの療養の給付は原則行われません（健康保険法第
55条）。

ただし，別に厚生労働大臣が定める場合，つまり給付調整告示と呼ばれて
いる「要介護被保険者等である患者について療養に要する費用の額を算定で
きる場合」において算定・請求できる項目が規定されています。

4.2 医療と介護の給付調整

要介護被保険者等については，原則として，介護保険給付が医療保険給付
より優先されます。ただし，厚生労働大臣が定める場合については，医療保
険から給付できることとされており，これを「医療保険と介護保険の給付調
整」といいます。

4.2.1　介護保険施設入所者に対する医療保険からの給付

　介護保険施設入所者について，身体疾患の急性増悪などにより密度の高い医療行為が必要となった場合は，ほかの保険医療機関（または同一医療機関内の医療保険適用病床）に転床させて療養を行うことが原則です。

　したがって，介護保険施設入所者に対して医療保険で保険診療を行う場合，算定・請求できる項目には制限があります。これらについても給付調整告示に規定されています。

4.2.2　介護保険施設の種類と各医療保険の給付範囲

　介護保険法で定められた介護保険施設には，

・介護老人福祉施設（特別養護老人ホーム：特養）

・介護老人保健施設（老健）

・介護医療院

の３種類があります（介護保険法第８条25，ただし，介護療養型医療施設については令和６年３月31日をもって廃止されました）。

　これらの施設には医師・看護師などが配置されています（各施設の施設基準による）が，各施設類型で医療提供の密度が異なっており，介護報酬に包括されている部分と，医療保険において給付される（＝医療保険の診療報酬として算定・請求できる）範囲がそれぞれ異なっています。

　例えば，介護老人福祉施設（特養）では，日常的な健康管理は介護報酬に包括されていますが，それ以外は医療保険において個別に算定可能となっています。

　一方，介護老人保健施設（老健）においては，診療報酬として算定できる，または算定できない検査・処置等が別途定められています。2024（令和６年）年度診療報酬改定では，医療と介護の両方を必要とする状態の患者が可能な限り施設での生活を継続するために，介護保険施設において対応が困難な医療行為，例えば末期の悪性腫瘍の患者に対する放射線治療の医学管

理や緩和ケアの医学管理に関する費用について，医療保険による算定が可能となりました。

　介護医療院は，今後増加が見込まれる慢性期の医療・介護ニーズへの対応のため，日常的な医学管理が必要な要介護者の受け入れや看取り・ターミナルなどの機能と生活施設としての機能を兼ね備えた，新たな介護保険施設として2018（平成30）年度診療報酬改定で創設されました。介護医療院は医療と住まいの2つの機能を有しており，給付調整や入院料の在宅復帰率に係る退院先の対象などにおいて，それぞれの機能に応じた取り扱いを受けることになります。また，住まいの機能を有していることから，入院料の施設基準の1つである在宅復帰・在宅移行に係る評価の中で「退院先」として扱われるほか，地域包括ケア病棟入院料の施設基準である在宅からの受け入れに関する評価に関して，「自宅」と同様の扱いを受けることになります。また，介護医療院は（Ⅰ）と（Ⅱ）に区分されており，（Ⅰ）は，介護療養病床相当の施設基準を持ち，重篤な身体疾患を有する者や身体合併症を有する認知症高齢者などが対象です。それに対して（Ⅱ）は，老健施設相当以上の施設基準を持ち，（Ⅰ）と比べて容体が比較的安定している者を対象としています。

4.2.3　要介護被保険者等に対する診療報酬の算定と請求の留意点

　要介護被保険者等に対する診療報酬の算定と請求について，特に間違いやすい例として注意するものは以下の通りです。

・介護老人福祉施設（特養）入所者に対する配置医師の診療

　「介護老人福祉施設の配置医師が入所者に対して行う診療」については，その診療にかかる給付が介護報酬に包括されているので，初診料および再診料は算定できません。また，医学管理等（特定疾患療養指導料など）や在宅医療（在宅患者訪問診療料など）についても，一部の項目を除き算定できないことは同様です（「末期の悪性腫瘍の患者を除く」

といった例外はあります）。なお，配置医師とは通常，「当該施設と業務
委託契約を結び，入所者に対して医学的健康管理を行っている医師」を
指しますが，配置医師でない場合でも「医師が定期的に入所者の診療に
あたっている場合」には，実質的に配置医師とみなされるので取り扱い
は同様です。

　また，医師が特養などの職員（看護師，理学療法士など）に指示して
行わせた医療行為についても診療報酬を算定できません。

・**居宅要介護被保険者の居宅療養管理指導費と診療情報提供料（Ⅰ）の
　算定**

　介護保険の要介護被保険者等である患者に対して，同一月において，
介護保険の居宅療養管理指導等を医師が行い，居宅療養管理指導費等を
算定している場合には，診療情報提供料（Ⅰ）（市町村もしくは指定居
宅介護支援事業者等，または薬局に対する情報提供にかかるもの）は算
定できません。（「要介護被保険者等である患者について療養に要する額
を算定できる場合」（平成20年3月27日 厚生労働省告示第128号，最
終改正：令和4年3月25日 厚生労働省告示第88号）別表第二，第三を
参照）

巻末資料

保険医療機関及び保険医療養担当規則

(昭和32年4月30日 厚生省令第15号，最終改正：令和6年3月5日 厚生労働省令 第35号)

第1章　保険医療機関の療養担当

（療養の給付の担当の範囲）

第1条　保険医療機関が担当する療養の給付並びに被保険者及び被保険者であつた者並びにこれらの者の被扶養者の療養（以下単に「療養の給付」という。）の範囲は，次のとおりとする。

一　診察

二　薬剤又は治療材料の支給

三　処置，手術その他の治療

四　居宅における療養上の管理及びその療養に伴う世話その他の看護

五　病院又は診療所への入院及びその療養に伴う世話その他の看護

（療養の給付の担当方針）

第2条　保険医療機関は，懇切丁寧に療養の給付を担当しなければならない。

2　保険医療機関が担当する療養の給付は，被保険者及び被保険者であつた者並びにこれらの者の被扶養者である患者（以下単に「患者」という。）の療養上妥当適切なものでなければならない。

（診療に関する照会）

第2条の2　保険医療機関は，その担当した療養の給付に係る患者の疾病又は負傷に関し，他の保険医療機関から照会があつた場合には，これに適切に対応しなければならない。

（適正な手続の確保）

第2条の3　保険医療機関は，その担当する療養の給付に関し，厚生労働大臣又は地方厚生局長若しくは地方厚生支局長に対する申請，届出等に係る手続及び療養の給付に関する費用の請求に係る手続を適正に行わなければならない。

（健康保険事業の健全な運営の確保）

第2条の4　保険医療機関は，その担当する療養の給付に関し，健康保険事業の健全な運営を損なうことのないよう努めなければならない。

（経済上の利益の提供による誘引の禁止）

第2条の4の2　保険医療機関は，患者に対して，第5条の規定により受領する費用の額に応じて当該保険医療機関が行う収益業務に係る物品の対価の額の値引きをすることその他の健康保険事業の健全な運営を損なうおそれのある経済上の利益の提供により，当該患者が自己の保険医療機関において診療を受けるように誘引してはならない。

2　保険医療機関は，事業者又はその従業員に対して，患者を紹介する対価として金品を提供することその他の健康保険事業の健全な運営を損なうおそれのある経済上の利益を提供することにより，患者が自己の保険医療機関において診療を受けるように誘引してはならない。

（特定の保険薬局への誘導の禁止）

第2条の5　保険医療機関は，当該保険医療機関において健康保険の診療に従事している保険医（以下「保険医」という。）の行う処方箋の交付に関し，患者に対して特定の保険薬局において調剤を受けるべき旨の指示等を行つてはならない。

2　保険医療機関は，保険医の行う処方箋の交付に関し，患者に対して特定の保険薬局において調剤を受けるべき旨の指示等を行うことの対償として，保険薬局から金品その他の財産上の利益を収受してはならない。

（掲示）

第2条の6　保険医療機関は，その病院又は診療所内の見やすい場所に，第5条の3第4項，第5条の3の2第4項及び第5条の4第2項に規定する事項のほか，別に厚生労働大臣が定める事項を掲示しなければならない。

2　保険医療機関は，原則として，前項の厚生労働大臣が定める事項をウェブサイトに掲載しなければならない。

（受給資格の確認等）

第3条　保険医療機関は，患者から療養の給付を受けることを求められた場合には，次に掲げるいずれかの方法によつて療養の給付を受ける資格があることを確認しなければならない。ただし，緊急やむを得ない事由によつて当該確認を行うことができない患者であつて，療養の給付を受ける資格が明らかなものについては，この限りでない。

一　健康保険法（大正11年法律第70号。以下「法」という。）第3条第13項に規定する電子資格確認（以下「電子資格確認」という。）

二　患者の提出する被保険者証

三　当該保険医療機関が，過去に取得した当該患者の被保険者又は被扶養者の資格に係る情報（保険給付に係る費用の請求に必要な情報を含む。）を用いて，保険者に対し，電子情報処理組織を使用する方法その他の情報通信の技術を利用する方法により，あらかじめ照会を行い，保険者から回答を受けて取得した直近の当該情報を確認する方法（当該患者が当該保険医療機関から療養の給付（居宅における療養上の管理及びその療養に伴う世話その他の看護に限る。）を受けようとする場合であつて，当該保険医療機関から電子資格確認による確認を受けてから継続的な療養の給付を受けている場合に限る。）

2　患者が電子資格確認により療養の給付を受ける資格があることの確認を受けることを求めた場合における前項の規定の適用については，同項中「次に掲げるいずれかの」とあるのは「第1号又は第3号に掲げる」と，「事由によつて」とあるのは「事由によつて第1号又は第3号に掲げる方法により」とする。

3　療養の給付及び公費負担医療に関する費用の請求に関する命令（昭和51年厚生省令第36号）附則第3条の4第1項の規定により同項に規定する書面による請求を行つている保険医療機関及び同令附則第3条の5第1項の規定により届出を行つた保険医療機関については，前項の規定は，適用しない。

4　保険医療機関（前項の規定の適用を受けるものを除く。）は，第2項に規定する場合において，患者が電子資格確認によつて療養の給付を受ける資格があることの確認を受けることができるよう，あらかじめ必要な体制を整備しなければならない。

（要介護被保険者等の確認等）

第3条の2　保険医療機関等は，患者に対し，訪問看護，訪問リハビリテーションその他の介護保険法（平成9年法律第123号）第8条第1項に規定する居宅サービス又は同法第8条の2第1項に規定する介護予防サービスに相当する療養の給付を行うに当たつては，同法第12条第3項に規定する被保険者証の提示を求めるなどにより，当該患者が同法第62条に規定する要介護被保険者等であるか否かの確認を行うものとする。

（被保険者証の返還）

第4条　保険医療機関は，患者の提出する被保険者証により，療養の給付を受ける資格があることを確認した患者に対する療養の給付を担当しなくなつたとき，その他正当な理由により当該患者から被保険者証の返還を求められたときは，これを遅滞なく当該患者に返還しなければならない。ただし，当該患者が死亡した場合は，法第100条，第105条又は第113条の規定により埋葬料，埋葬費又は家族埋葬料を受けるべき者に返還しなければならない。

（一部負担金等の受領）

第５条　保険医療機関は，被保険者又は被保険者であつた者については法第74条の規定による一部負担金，法第85条に規定する食事療養標準負担額（同条第２項の規定により算定した費用の額が標準負担額に満たないときは，当該費用の額とする。以下単に「食事療養標準負担額」という。），法第85条の２に規定する生活療養標準負担額（同条第２項の規定により算定した費用の額が生活療養標準負担額に満たないときは，当該費用の額とする。以下単に「生活療養標準負担額」という。）又は法第86条の規定による療養（法第63条第２項第１号に規定する食事療養（以下「食事療養」という。）及び同項第２号に規定する生活療養（以下「生活療養」という。）を除く。）についての費用の額に法第74条第１項各号に掲げる場合の区分に応じ，同項各号に定める割合を乗じて得た額（食事療養を行つた場合においては食事療養標準負担額を加えた額とし，生活療養を行つた場合においては生活療養標準負担額を加えた額とする。）の支払を，被扶養者については法第76条第２項，第85条第２項，第85条の２第２項又は第86条第２項第１号の費用の額の算定の例により算定された費用の額から法第110条の規定による家族療養費として支給される額に相当する額を控除した額の支払を受けるものとする。

2　保険医療機関は，食事療養に関し，当該療養に要する費用の範囲内において法第85条第２項又は第110条第３項の規定により算定した費用の額を超える金額の支払を，生活療養に関し，当該療養に要する費用の範囲内において法第85条の２第２項又は第110条第３項の規定により算定した費用の額を超える金額の支払を，法第63条第２項第３号に規定する評価療養（以下「評価療養」という。），同項第４号に規定する患者申出療養（以下「患者申出療養」という。）又は同項第５号に規定する選定療養（以下「選定療養」という。）に関し，当該療養に要する費用の範囲内において法第86条第２項又は第110条第３項の規定により算定した費用の額を超える金額の支払を受けることができる。ただし，厚生労働大臣が定める療養に関しては，厚生労働大臣が定める額の支払を受けるものとする。

3　保険医療機関のうち，医療法（昭和23年法律第205号）第７条第２項第５号に規定する一般病床（以下「一般病床」という。）を有する同法第４条第１項に規定する地域医療支援病院（一般病床の数が200未満であるものを除く。），同法第４条の２第１項に規定する特定機能病院及び同法第30条の18の２第１項に規定する外来機能報告対象病院等（同法第30条の18の４第１項第２号の規定に基づき，同法第30条の18の２第１項第１号の厚生労働省令で定める外来医療を提供する基幹的な病院として都道府県が公表したものに限り，一般病床の数が200未満であるものを除く。）であるものは，法第70条第３項に規定する保険医

療機関相互間の機能の分担及び業務の連携のための措置として，次に掲げる措置を講ずるものとする。

　一　患者の病状その他の患者の事情に応じた適切な他の保険医療機関を当該患者に紹介すること。

　二　選定療養（厚生労働大臣の定めるものに限る。）に関し，当該療養に要する費用の範囲内において厚生労働大臣の定める金額以上の金額の支払を求めること（厚生労働大臣の定める場合を除く。）。

〔編注①：下線部は令和6年10月1日より施行〕

（領収証等の交付）

第5条の2　保険医療機関は，前条の規定により患者から費用の支払を受けるときは，正当な理由がない限り，個別の費用ごとに区分して記載した領収証を無償で交付しなければならない。

2　厚生労働大臣の定める保険医療機関は，前項に規定する領収証を交付するときは，正当な理由がない限り，当該費用の計算の基礎となつた項目ごとに記載した明細書を交付しなければならない。

3　前項に規定する明細書の交付は，無償で行わなければならない。

第5条の2の2　前条第2項の厚生労働大臣の定める保険医療機関は，公費負担医療（厚生労働大臣の定めるものに限る。）を担当した場合（第5条第1項の規定により患者から費用の支払を受ける場合を除く。）において，正当な理由がない限り，当該公費負担医療に関する費用の請求に係る計算の基礎となつた項目ごとに記載した明細書を交付しなければならない。

2　前項に規定する明細書の交付は，無償で行わなければならない。

（食事療養）

第5条の3　保険医療機関は，その入院患者に対して食事療養を行うに当たつては，病状に応じて適切に行うとともに，その提供する食事の内容の向上に努めなければならない。

2　保険医療機関は，食事療養を行う場合には，次項に規定する場合を除き，食事療養標準負担額の支払を受けることにより食事を提供するものとする。

3　保険医療機関は，第5条第2項の規定による支払を受けて食事療養を行う場合には，当該療養にふさわしい内容のものとするほか，当該療養を行うに当たり，あらかじめ，患者に対しその内容及び費用に関して説明を行い，その同意を得なければならない。

4　保険医療機関は，その病院又は診療所の病棟等の見やすい場所に，前項の療

養の内容及び費用に関する事項を掲示しなければならない。
5　保険医療機関は，原則として，前項の療養の内容及び費用に関する事項を
　ウェブサイトに掲載しなければならない。

（生活療養）
第5条の3の2　保険医療機関は，その入院患者に対して生活療養を行うに当た
　つては，病状に応じて適切に行うとともに，その提供する食事の内容の向上並
　びに温度，照明及び給水に関する適切な療養環境の形成に努めなければなら
　ない。
2　保険医療機関は，生活療養を行う場合には，次項に規定する場合を除き，生
　活療養標準負担額の支払を受けることにより食事を提供し，温度，照明及び給
　水に関する適切な療養環境を形成するものとする。
3　保険医療機関は，第5条第2項の規定による支払を受けて生活療養を行う場
　合には，当該療養にふさわしい内容のものとするほか，当該療養を行うに当た
　り，あらかじめ，患者に対しその内容及び費用に関して説明を行い，その同意
　を得なければならない。
4　保険医療機関は，その病院又は診療所の病棟等の見やすい場所に，前項の療
　養の内容及び費用に関する事項を掲示しなければならない。
5　保険医療機関は，原則として，前項の療養の内容及び費用に関する事項を
　ウェブサイトに掲載しなければならない。

（保険外併用療養費に係る療養の基準等）
第5条の4　保険医療機関は，評価療養，患者申出療養又は選定療養に関して第
　5条第2項又は第3項第2号の規定による支払を受けようとする場合において，
　当該療養を行うに当たり，その種類及び内容に応じて厚生労働大臣の定める基
　準に従わなければならないほか，あらかじめ，患者に対しその内容及び費用に
　関して説明を行い，その同意を得なければならない。
2　保険医療機関は，その病院又は診療所の見やすい場所に，前項の療養の内容
　及び費用に関する事項を掲示しなければならない。
3　保険医療機関は，原則として，前項の療養の内容及び費用に関する事項を
　ウェブサイトに掲載しなければならない。

（証明書等の交付）
第6条　保険医療機関は，患者から保険給付を受けるために必要な保険医療機関
　又は保険医の証明書，意見書等の交付を求められたときは，無償で交付しなけ
　ればならない。ただし，法第87条第1項の規定による療養費（柔道整復を除く

施術に係るものに限る。），法第99条第1項の規定による傷病手当金，法第101条の規定による出産育児一時金，法第102条第1項の規定による出産手当金又は法第114条の規定による家族出産育児一時金に係る証明書又は意見書については，この限りでない。

（指定訪問看護の事業の説明）

第7条 保険医療機関は，患者が指定訪問看護事業者（法第88条第1項に規定する指定訪問看護事業者並びに介護保険法第41条第1項本文に規定する指定居宅サービス事業者（訪問看護事業を行う者に限る。）及び同法第53条第1項に規定する指定介護予防サービス事業者（介護予防訪問看護事業を行う者に限る。）をいう。以下同じ。）から指定訪問看護（法第88条第1項に規定する指定訪問看護並びに介護保険法第41条第1項本文に規定する指定居宅サービス（同法第8条第4項に規定する訪問看護の場合に限る。）及び同法第53条第1項に規定する指定介護予防サービス（同法第8条の2第3項に規定する介護予防訪問看護の場合に限る。）をいう。以下同じ。）を受ける必要があると認めた場合には，当該患者に対しその利用手続，提供方法及び内容等につき十分説明を行うよう努めなければならない。

（診療録の記載及び整備）

第8条 保険医療機関は，第22条の規定による診療録に療養の給付の担当に関し必要な事項を記載し，これを他の診療録と区別して整備しなければならない。

（帳簿等の保存）

第9条 保険医療機関は，療養の給付の担当に関する帳簿及び書類その他の記録をその完結の日から3年間保存しなければならない。ただし，患者の診療録にあつては，その完結の日から5年間とする。

（通知）

第10条 保険医療機関は，患者が次の各号の一に該当する場合には，遅滞なく，意見を付して，その旨を全国健康保険協会又は当該健康保険組合に通知しなければならない。

一　家庭事情等のため退院が困難であると認められたとき。

二　闘争，泥酔又は著しい不行跡によつて事故を起したと認められたとき。

三　正当な理由がなくて，療養に関する指揮に従わないとき。

四　詐欺その他不正な行為により，療養の給付を受け，又は受けようとしたとき。

（入院）

第11条 保険医療機関は，患者の入院に関しては，療養上必要な寝具類を具備し，その使用に供するとともに，その病状に応じて適切に行い，療養上必要な事項について適切な注意及び指導を行わなければならない。

2 保険医療機関は，病院にあつては，医療法の規定に基づき許可を受け，若しくは届出をし，又は承認を受けた病床の数の範囲内で，診療所にあつては，同法の規定に基づき許可を受け，若しくは届出をし，又は通知をした病床数の範囲内で，それぞれ患者を入院させなければならない。ただし，災害その他のやむを得ない事情がある場合は，この限りでない。

（看護）

第11条の2 保険医療機関は，その入院患者に対して，患者の負担により，当該保険医療機関の従業者以外の者による看護を受けさせてはならない。

2 保険医療機関は，当該保険医療機関の従業者による看護を行うため，従業者の確保等必要な体制の整備に努めなければならない。

（報告）

第11条の3 保険医療機関は，厚生労働大臣が定める療養の給付の担当に関する事項について，地方厚生局長又は地方厚生支局長に定期的に報告を行わなければならない。

2 前項の規定による報告は，当該保険医療機関の所在地を管轄する地方厚生局又は地方厚生支局の分室がある場合においては，当該分室を経由して行うものとする。

第2章 保険医の診療方針等

（診療の一般的方針）

第12条 保険医の診療は，一般に医師又は歯科医師として診療の必要があると認められる疾病又は負傷に対して，適確な診断をもととし，患者の健康の保持増進上妥当適切に行われなければならない。

（療養及び指導の基本準則）

第13条 保険医は，診療に当つては，懇切丁寧を旨とし，療養上必要な事項は理解し易いように指導しなければならない。

（指導）

第14条　保険医は，診療にあたつては常に医学の立場を堅持して，患者の心身の
　　状態を観察し，心理的な効果をも挙げることができるよう適切な指導をしなけ
　　ればならない。

第15条　保険医は，患者に対し予防衛生及び環境衛生の思想のかん養に努め，適
　　切な指導をしなければならない。

（転医及び対診）

第16条　保険医は，患者の疾病又は負傷が自己の専門外にわたるものであるとき，
　　又はその診療について疑義があるときは，他の保険医療機関へ転医させ，又は
　　他の保険医の対診を求める等診療について適切な措置を講じなければならない。

（診療に関する照会）

第16条の2　保険医は，その診療した患者の疾病又は負傷に関し，他の保険医療
　　機関又は保険医から照会があつた場合には，これに適切に対応しなければなら
　　ない。

（施術の同意）

第17条　保険医は，患者の疾病又は負傷が自己の専門外にわたるものであるとい
　　う理由によつて，みだりに，施術業者の施術を受けさせることに同意を与えて
　　はならない。

（特殊療法等の禁止）

第18条　保険医は，特殊な療法又は新しい療法等については，厚生労働大臣の定
　　めるもののほか行つてはならない。

（使用医薬品及び歯科材料）

第19条　保険医は，厚生労働大臣の定める医薬品以外の薬物を患者に施用し，又
　　は処方してはならない。ただし，医薬品，医療機器等の品質，有効性及び安全
　　性の確保等に関する法律（昭和35年法律第145号）第2条第17項に規定する治
　　験（以下「治験」という。）に係る診療において，当該治験の対象とされる薬物
　　を使用する場合その他厚生労働大臣が定める場合においては，この限りでない。

2　歯科医師である保険医は，厚生労働大臣の定める歯科材料以外の歯科材料を
　　歯冠修復及び欠損補綴において使用してはならない。ただし，治験に係る診療
　　において，当該治験の対象とされる機械器具等を使用する場合その他厚生労働
　　大臣が定める場合においては，この限りでない。

（健康保険事業の健全な運営の確保）

第19条の2　保険医は，診療に当たつては，健康保険事業の健全な運営を損なう行為を行うことのないよう努めなければならない。

（特定の保険薬局への誘導の禁止）

第19条の3　保険医は，処方箋の交付に関し，患者に対して特定の保険薬局において調剤を受けるべき旨の指示等を行つてはならない。

2　保険医は，処方箋の交付に関し，患者に対して特定の保険薬局において調剤を受けるべき旨の指示等を行うことの対償として，保険薬局から金品その他の財産上の利益を収受してはならない。

（指定訪問看護事業との関係）

第19条の4　医師である保険医は，患者から訪問看護指示書の交付を求められ，その必要があると認めた場合には，速やかに，当該患者の選定する訪問看護ステーション（指定訪問看護事業者が当該指定に係る訪問看護事業を行う事業所をいう。以下同じ。）に交付しなければならない。

2　医師である保険医は，訪問看護指示書に基づき，適切な訪問看護が提供されるよう，訪問看護ステーション及びその従業者からの相談に際しては，当該指定訪問看護を受ける者の療養上必要な事項について適切な注意及び指導を行わなければならない。

（診療の具体的方針）

第20条　医師である保険医の診療の具体的方針は，前12条の規定によるほか，次に掲げるところによるものとする。

　一　診察

　　イ　診察は，特に患者の職業上及び環境上の特性等を顧慮して行う。

　　ロ　診察を行う場合は，患者の服薬状況及び薬剤服用歴を確認しなければならない。ただし，緊急やむを得ない場合については，この限りではない。

　　ハ　健康診断は，療養の給付の対象として行つてはならない。

　　ニ　往診は，診療上必要があると認められる場合に行う。

　　ホ　各種の検査は，診療上必要があると認められる場合に行う。

　　ヘ　ホによるほか，各種の検査は，研究の目的をもつて行つてはならない。ただし，治験に係る検査については，この限りでない。

　二　投薬

　　イ　投薬は，必要があると認められる場合に行う。

　　ロ　治療上1剤で足りる場合には1剤を投与し，必要があると認められる場

合に2剤以上を投与する。

ハ　同一の投薬は，みだりに反覆せず，症状の経過に応じて投薬の内容を変更する等の考慮をしなければならない。

ニ　投薬を行うに当たつては，医薬品，医療機器等の品質，有効性及び安全性の確保等に関する法律第14条の4第1項各号に掲げる医薬品（以下「新医薬品等」という。）とその有効成分，分量，用法，用量，効能及び効果が同一性を有する医薬品として，同法第14条又は第19条の2の規定による製造販売の承認（以下「承認」という。）がなされたもの（ただし，同法第14条の4第1項第2号に掲げる医薬品並びに新医薬品等に係る承認を受けている者が，当該承認に係る医薬品と有効成分，分量，用法，用量，効能及び効果が同一であつてその形状，有効成分の含量又は有効成分以外の成分若しくはその含量が異なる医薬品に係る承認を受けている場合における当該医薬品を除く。）（以下「後発医薬品」という。）の使用を考慮するとともに，患者に後発医薬品を選択する機会を提供すること等患者が後発医薬品を選択しやすくするための対応に努めなければならない。

ホ　栄養，安静，運動，職場転換その他療養上の注意を行うことにより，治療の効果を挙げることができると認められる場合は，これらに関し指導を行い，みだりに投薬をしてはならない。

ヘ　投薬量は，予見することができる必要期間に従つたものでなければならない。この場合において，厚生労働大臣が定める内服薬及び外用薬については当該厚生労働大臣が定める内服薬及び外用薬ごとに1回14日分，30日分又は90日分を限度とする。

ト　注射薬は，患者に療養上必要な事項について適切な注意及び指導を行い，厚生労働大臣の定める注射薬に限り投与することができることとし，その投与量は，症状の経過に応じたものでなければならず，厚生労働大臣が定めるものについては当該厚生労働大臣が定めるものごとに1回14日分，30日分又は90日分を限度とする。

三　処方箋の交付

イ　処方箋の使用期間は，交付の日を含めて4日以内とする。ただし，長期の旅行等特殊の事情があると認められる場合は，この限りでない。

ロ　イの規定にかかわらず，リフィル処方箋（保険医が診療に基づき，別に厚生労働大臣が定める医薬品以外の医薬品を処方する場合に限り，複数回（3回までに限る。）の使用を認めた処方箋をいう。以下同じ。）の2回目以降の使用期間は，直近の当該リフィル処方箋の使用による前号への必要期間が終了する日の前後7日以内とする。

ハ　イ及びロによるほか，処方箋の交付に関しては，前号に定める投薬の例

による。ただし，当該処方箋がリフィル処方箋である場合における同号の規定の適用については，同号ヘ中「投薬量」とあるのは，「リフィル処方箋の1回の使用による投薬量及び当該リフィル処方箋の複数回の使用による合計の投薬量」とし，同号ヘ後段の規定は，適用しない。

四　注射

イ　注射は，次に掲げる場合に行う。

(1)　経口投与によつて胃腸障害を起すおそれがあるとき，経口投与をすることができないとき，又は経口投与によつては治療の効果を期待することができないとき。

(2)　特に迅速な治療の効果を期待する必要があるとき。

(3)　その他注射によらなければ治療の効果を期待することが困難であるとき。

ロ　注射を行うに当たつては，後発医薬品の使用を考慮するよう努めなければならない。

ハ　内服薬との併用は，これによつて著しく治療の効果を挙げることが明らかな場合又は内服薬の投与だけでは治療の効果を期待することが困難である場合に限つて行う。

ニ　混合注射は，合理的であると認められる場合に行う。

ホ　輸血又は電解質若しくは血液代用剤の補液は，必要があると認められる場合に行う。

五　手術及び処置

イ　手術は，必要があると認められる場合に行う。

ロ　処置は，必要の程度において行う。

六　リハビリテーション

リハビリテーションは，必要があると認められる場合に行う。

六の2　居宅における療養上の管理等

居宅における療養上の管理及び看護は，療養上適切であると認められる場合に行う。

七　入院

イ　入院の指示は，療養上必要があると認められる場合に行う。

ロ　単なる疲労回復，正常分べん又は通院の不便等のための入院の指示は行わない。

ハ　保険医は，患者の負担により，患者に保険医療機関の従業者以外の者による看護を受けさせてはならない。

（歯科診療の具体的方針）

第21条

〔編注②：本条は歯科診療にかかる規定であるので，本書の編集趣旨から省略した。また同様の理由により，第22条に関係する歯科診療にかかる様式第1号（2）の1，および，様式第1号（2）の2についても省略した〕

（診療録の記載）

第22条 保険医は，患者の診療を行つた場合には，遅滞なく，様式 第一号又はこれに準ずる様式の診療録に，当該診療に関し必要な事項を記載しなければならない。

（処方箋の交付）

第23条 保険医は，処方箋を交付する場合には，様式第二号若しくは第二号の二又はこれらに準ずる様式の処方箋に必要な事項を記載しなければならない。

2 保険医は，リフィル処方箋を交付する場合には，様式第2号又はこれに準ずる様式の処方箋にその旨及び当該リフィル処方箋の使用回数の上限を記載しなければならない。

3 保険医は，その交付した処方箋に関し，保険薬剤師から疑義の照会があつた場合には，これに適切に対応しなければならない。

（適正な費用の請求の確保）

第23条の2 保険医は，その行つた診療に関する情報の提供等について，保険医療機関が行う療養の給付に関する費用の請求が適正なものとなるよう努めなければならない。

第3章　雑則

〔編注③：本章については省略した〕

附　則

（施行期日）

第1条 この省令は，令和6年6月1日から施行する。ただし，第2条及び第4条の規定は，令和6年10月1日から施行する。

（ウェブサイトへの掲載に係る経過措置）

第２条 この省令の施行の日から令和７年５月31日までの間，第１条の規定による改正後の療担規則（以下「新療担規則」という。）第２条の６第２項の規定の適用については，同項中「保険医療機関は，原則として，前項の厚生労働大臣が定める事項をウェブサイトに掲載しなければならない。」とあるのは「削除」と，新療担規則第５条の３第５項，第５条の３の２第５項及び第５条の４第３項の規定の適用については，これらの規定中「保険医療機関は，原則として，前項の療養の内容及び費用に関する事項をウェブサイトに掲載しなければならない。」とあるのは「削除」と，第３条の規定による改正後の薬担規則（以下「新薬担規則」という。）第２条の４第２項の規定の適用については，同項中「保険薬局は，原則として，前項の厚生労働大臣が定める事項をウェブサイトに掲載しなければならない。」とあるのは「削除」と，新薬担規則第４条の３第３項の規定の適用については，同項中「保険薬局は，原則として，前項の療養の内容及び費用に関する事項をウェブサイトに掲載しなければならない。」とあるのは「削除」と，第５条の規定による改正後の指定訪問看護の事業の人員及び運営に関する基準（以下「新訪看基準」という。）第24条第２項の規定の適用については，同項中「指定訪問看護事業者は，原則として，重要事項をウェブサイトに掲載しなければならない。」とあるのは「削除」とする。

〔編注④：明細書の交付に係る経過措置および虐待の防止のための措置に係る経過措置は省略した〕

様式第一号（一）の1（第22条関係）

様式第一号（一）の1（第二十二条関係）

診 療 録

公費負担者番号								保 険 者 番 号							
公費負担医療 の受給者番号								被保険者手帳 記号・番号			・			（枝番）	

			被保険者手帳	有 効 期 限	令和　　　年　　　月　　　日

受 診 者	氏　　　名			被保険者氏名	
	生 年 月 日	明 大昭平令　　年　　月　　日生　男・女		資 格 取 得	昭和 平成　　年　　月　　日 令和
	住　　　所	電話　　　　　　局　　　　　番		事業所 （船舶所有者）	所 在 地　　電話　　　局　　　番
					名　　称
	職　　　業	被保険者 との続柄		保険者	所 在 地　　電話　　　局　　　番
					名　　称

傷　　病　　名	職務	開　　始	終　　了	転　　　　帰	期間満了予定日
	上・外	年 月　日	年 月　日	治ゆ・死亡・中止	年 月　日
	上・外	年 月　日	年 月　日	治ゆ・死亡・中止	年 月　日
	上・外	年 月　日	年 月　日	治ゆ・死亡・中止	年 月　日
	上・外	年 月　日	年 月　日	治ゆ・死亡・中止	年 月　日
	上・外	年 月　日	年 月　日	治ゆ・死亡・中止	年 月　日
	上・外	年 月　日	年 月　日	治ゆ・死亡・中止	年 月　日
	上・外	年 月　日	年 月　日	治ゆ・死亡・中止	年 月　日

傷　病　名	労 務 不 能 に 関 す る 意 見			入　院　期　間	
	意見書に記入した労務不能期間	意見書交付			
	自　月　日 至　月　日　　日間	年　月　日		自　月　日 至　月　日	日間
	自　月　日 至　月　日　　日間	年　月　日		自　月　日 至　月　日	日間
	自　月　日 至　月　日　　日間	年　月　日		自　月　日 至　月　日	日間

業務災害、複数業務要因災害又は通勤災害の疑いがある場合は、 その旨	

備 考	公費負担者番号							
	公費負担医療 の受給者番号							

様式第一号(一)の2(第二十二条関係)

既往症・原因・主要症状・経過等	処方・手術・処置等

様式第一号（一）の3（第22条関係）

様式第一号(一)の3(第二十二条関係)

診 療 の 点 数 等

月日 種別									備考
点　数									
負担金 徴収額									
食事療養 算定額									
標準 負担額									

様式第二号（第23条関係）

処　方　箋

（この処方箋は、どの保険薬局でも有効です。）

公費負担者番号								保険者番号							

公費負担医療の受給者番号								被保険者証・被保険者手帳の記号・番号	・		（枝番）				

<table>
<tr><td rowspan="3">患者</td><td>氏　名</td><td colspan="2"></td><td colspan="2">保険医療機関の所在地及び名称</td><td></td></tr>
<tr><td>生年月日</td><td>明大昭平令</td><td>年　月　日　男・女</td><td>電話番号
保険医氏名</td><td></td><td>㊞</td></tr>
<tr><td>区　分</td><td>被保険者</td><td>被扶養者</td><td>都道府県番号</td><td>点数表番号</td><td>医療機関コード</td></tr>
</table>

交付年月日	令和　　年　　月　　日	処方箋の使用期間	令和　　年　　月　　日	特に記載のある場合を除き、交付の日を含めて4日以内に保険薬局に提出すること。

処方	変更不可（医療上必要）	患者希望	個々の処方薬について、医療上の必要性があるため、後発医薬品（ジェネリック医薬品）への変更に差し支えがあると判断した場合には、「変更不可」欄に「レ」又は「×」を記載し、「保険医署名」欄に署名又は記名・押印すること。また、患者の希望を踏まえ、先発医薬品を処方した場合には、「患者希望」欄に「レ」又は「×」を記載すること。

リフィル可　□　（　　　　回）

備考	保険医署名	「変更不可」欄に「レ」又は「×」を記載した場合は、署名又は記名・押印すること。

保険薬局が調剤時に残薬を確認した場合の対応（特に指示がある場合は「レ」又は「×」を記載すること。）
□保険医療機関へ疑義照会した上で調剤　　　　□保険医療機関へ情報提供

調剤実施回数（調剤回数に応じて、□に「レ」又は「×」を記載するとともに、調剤日及び次回調剤予定日を記載すること。）
□1回目調剤日（　　年　月　日）　　□2回目調剤日（　　年　月　日）　　□3回目調剤日（　　年　月　日）
次回調剤予定日（　　年　月　日）　　　次回調剤予定日（　　年　月　日）

調剤済年月日	令和　　年　　月　　日	公費負担者番号	
保険薬局の所在地及び名称保険薬剤師氏名	㊞	公費負担医療の受給者番号	

備考　1．「処方」欄には、薬名、分量、用法及び用量を記載すること。
　　　2．この用紙は、A列5番を標準とすること。
　　　3．療養の給付及び公費負担医療に関する費用の請求に関する命令（昭和51年厚生省令第36号）第1条の公費負担医療については、「保険医療機関」とあるのは「公費負担医療の担当医療機関」と、「保険医氏名」とあるのは「公費負担医療の担当医氏名」と読み替えるものとすること。

保険医療機関及び保険医療養担当規則

245

様式第二号の二 (第23条関係)

処　方　箋

（この処方箋は、どの保険薬局でも有効です。）

分割指示に係る処方箋　__分割の__回目

公費負担者番号							保　険　者　番　号							

公費負担医療 の受給者番号							被保険者証・被保険 者手帳の記号・番号	・	(枝番)

患者	氏　名		保険医療機関の 所在地及び名称	
	生年月日	明 大 昭 平 令　年　月　日　男・女	電話番号 保険医氏名	㊞
	区　分	被保険者　　　被扶養者	都道府県番号　　点数表番号　　医療機関コード	

交付年月日	令和　年　月　日	処方箋の 使用期間	令和　年　月　日	特に記載のある場合を除き、交付の日を含めて4日以内に保険薬局に提出すること。

処 方	変更不可 (医療上必要)	患者希望	個々の処方薬について、医療上の必要性があるため、後発医薬品（ジェネリック医薬品）への変更に差し支えがあると判断した場合には、「変更不可」欄に「レ」又は「×」を記載し、「保険医署名」欄に署名又は記名・押印すること。また、患者の希望を踏まえ、先発医薬品を処方した場合には、「患者希望」欄に「レ」又は「×」を記載すること。

備 考	保険医署名	「変更不可」欄に「レ」又は「×」を記載した場合は、署名又は記名・押印すること。	

保険薬局が調剤時に残薬を確認した場合の対応(特に指示がある場合は「レ」又は「×」を記載すること。)
　□保険医療機関へ疑義照会した上で調剤　　　　□保険医療機関へ情報提供

調剤済年月日	令和　年　月　日	公費負担者番号	
保険薬局の所在 地及び名称 保険薬剤師氏名	㊞	公費負担医療の 受給者番号	

備考　1．「処方」欄には、薬名、分量、用法及び用量を記載すること。

　　　2．この用紙は、A列5番を標準とすること。

　　　3．療養の給付及び公費負担医療に関する費用の請求に関する命令（昭和51年厚生省令第36号）第1条の公費負担医療については、「保険医療機関」とあるのは「公費負担医療の担当医療機関」と、「保険医氏名」とあるのは「公費負担医療の担当医氏名」と読み替えるものとすること。

様式第二号の二（第二十三条関係）

246

分割指示に係る処方箋（別紙）

（発行保険医療機関情報）
処方箋発行医療機関の保険薬局からの連絡先

電話番号＿＿＿＿＿＿＿＿＿＿＿　ＦＡＸ番号＿＿＿＿＿＿＿＿＿＿＿

その他の連絡先＿＿＿＿＿＿＿＿＿＿＿

（受付保険薬局情報）

　　　　1回目を受け付けた保険薬局

　　　名称＿＿＿＿＿＿＿＿＿＿＿＿＿＿＿

　　　所在地＿＿＿＿＿＿＿＿＿＿＿＿＿＿＿

　　　保険薬剤師氏名＿＿＿＿＿＿＿＿＿＿　㊞

　　　調剤年月日＿＿＿＿＿＿＿＿＿＿＿＿＿

　　　　2回目を受け付けた保険薬局

　　　名称＿＿＿＿＿＿＿＿＿＿＿＿＿＿＿

　　　所在地＿＿＿＿＿＿＿＿＿＿＿＿＿＿＿

　　　保険薬剤師氏名＿＿＿＿＿＿＿＿＿＿　㊞

　　　調剤年月日＿＿＿＿＿＿＿＿＿＿＿＿＿

　　　　3回目を受け付けた保険薬局

　　　名称＿＿＿＿＿＿＿＿＿＿＿＿＿＿＿

　　　所在地＿＿＿＿＿＿＿＿＿＿＿＿＿＿＿

　　　保険薬剤師氏名＿＿＿＿＿＿＿＿＿＿　㊞

　　　調剤年月日＿＿＿＿＿＿＿＿＿＿＿＿＿

保険医療機関及び保険医療養担当規則

厚生労働大臣が定める注射薬等

「療担規則及び薬担規則並びに療担基準に基づき厚生労働大臣が定める掲示事項等」
（平成18年3月6日 厚生労働省告示 第107号）
（最終改正：令和6年3月5日 厚生労働省告示 第56号）の抜粋（第十部分）

一 療担規則第20条第2号ト及び療担基準第20条第3号トの厚生労働大臣が定める保険医が投与することができる注射薬

〔編注①：以下の内容については，告示原文では各製剤名を「，」により区切り，示しているが，本書では読者の検索に資することを企図し，個々に改行して示すものである。〕

インスリン製剤
ヒト成長ホルモン剤
遺伝子組換え活性型血液凝固第Ⅶ因子製剤
乾燥濃縮人血液凝固第Ⅹ因子加活性化第Ⅶ因子製剤
乾燥人血液凝固第Ⅷ因子製剤
遺伝子組換え型血液凝固第Ⅷ因子製剤
乾燥人血液凝固第Ⅸ因子製剤
遺伝子組換え型血液凝固第Ⅸ因子製剤
活性化プロトロンビン複合体
乾燥人血液凝固因子抗体迂回活性複合体
性腺刺激ホルモン放出ホルモン剤
性腺刺激ホルモン製剤
ゴナドトロピン放出ホルモン誘導体
ソマトスタチンアナログ
顆粒球コロニー形成刺激因子製剤
自己連続携行式腹膜灌流用灌流液
在宅中心静脈栄養法用輸液
インターフェロンアルファ製剤
インターフェロンベータ製剤
ブプレノルフィン製剤
抗悪性腫瘍剤
グルカゴン製剤
グルカゴン様ペプチド-1受

容体アゴニスト
ヒトソマトメジンC製剤
人工腎臓用透析液（在宅血液透析を行っている患者（以下「在宅血液透析患者」という。）に対して使用する場合に限る。）
血液凝固阻止剤（在宅血液透析患者に対して使用する場合に限る。）
生理食塩水（在宅血液透析患者に対して使用する場合及び本号に掲げる注射薬を投与するに当たりその溶解又は希釈に用いる場合に限る。）
プロスタグランジンI₂製剤
モルヒネ塩酸塩製剤
エタネルセプト製剤
注射用水（本号に掲げる注射薬を投与するに当たりその溶解又は希釈に用いる場合に限る。）
ペグビソマント製剤
スマトリプタン製剤
フェンタニルクエン酸塩製剤
複方オキシコドン製剤
ベタメタゾンリン酸エステルナトリウム製剤
デキサメタゾンリン酸エステルナトリウム製剤
デキサメタゾンメタスルホ安息香酸エステルナトリウム

製剤
プロトンポンプ阻害剤
H₂遮断剤
カルバゾクロムスルホン酸ナトリウム製剤
トラネキサム酸製剤
フルルビプロフェンアキセチル製剤
メトクロプラミド製剤
プロクロルペラジン製剤
ブチルスコポラミン臭化物製剤
グリチルリチン酸モノアンモニウム・グリシン・L-システイン塩酸配合剤
アダリムマブ製剤
エリスロポエチン（在宅血液透析又は在宅腹膜灌流を行っている患者のうち腎性貧血状態にあるものに対して使用する場合に限る。）
ダルベポエチン（在宅血液透析又は在宅腹膜灌流を行っている患者のうち腎性貧血状態にあるものに対して使用する場合に限る。）
テリパラチド製剤
アドレナリン製剤
ヘパリンカルシウム製剤
オキシコドン塩酸塩製剤
アポモルヒネ塩酸塩製剤
セルトリズマブペゴル製剤
トシリズマブ製剤

メトレレプチン製剤
アバタセプト製剤
pH4処理酸性人免疫グロブリン（皮下注射）製剤
電解質製剤
注射用抗菌薬
エダラボン製剤（筋萎縮性側索硬化症患者に対して使用する場合に限る。）
アスホターゼ　アルファ製剤
グラチラマー酢酸塩製剤
脂肪乳剤
セクキヌマブ製剤
エボロクマブ製剤
ブロダルマブ製剤
アリロクマブ製剤
ベリムマブ製剤
イキセキズマブ製剤
ゴリムマブ製剤
エミシズマブ製剤
イカチバント製剤
サリルマブ製剤
デュピルマブ製剤
ヒドロモルフォン塩酸塩製剤
インスリン・グルカゴン様ペプチド-1受容体アゴニスト配合剤

ヒドロコルチゾンコハク酸エステルナトリウム製剤
遺伝子組換えヒトvon Willebrand因子製剤
ブロスマブ製剤
アガルシダーゼ　アルファ製剤
アガルシダーゼ　ベータ製剤
アルグルコシダーゼ　アルファ製剤
イデュルスルファーゼ製剤
イミグルセラーゼ製剤
エロスルファーゼ　アルファ製剤
ガルスルファーゼ製剤
セベリパーゼ　アルファ製剤
ベラグルセラーゼ　アルファ製剤
ラロニダーゼ製剤
メポリズマブ製剤
オマリズマブ製剤（季節性アレルギー性鼻炎の治療のために使用する場合を除く。）
テデュグルチド製剤
サトラリズマブ製剤
ビルトラルセン製剤
レムデシビル製剤
ガルカネズマブ製剤

オファツムマブ製剤
ボソリチド製剤
エレヌマブ製剤
アバロパラチド酢酸塩製剤
カプラシズマブ製剤
乾燥濃縮人C1-インアクチベーター製剤
フレマネズマブ製剤（4週間に1回投与する場合に限る。）
メトトレキサート製剤
チルゼパチド製剤
ビメキズマブ製剤（4週間に1回投与する場合に限る。）
ホスレボドパ・ホスカルビドパ水和物配合剤
ペグバリアーゼ製剤
パビナフスプ　アルファ製剤
アバルグルコシダーゼ　アルファ製剤
ラナデルマブ製剤
ネモリズマブ製剤
ペグセタコプラン製剤
ジルコプランナトリウム製剤
コンシズマブ製剤
テゼペルマブ製剤
オゾラリズマブ製剤

二　投薬期間に上限が設けられている医薬品
　　（一）　療担規則第20条第2号ヘ及びト並びに第21条第2号ヘ並びに療担基準第20条第3号ヘ及びト並びに第21条第3号ヘの厚生労働大臣が定める投薬量又は投与量が14日分を限度とされる内服薬及び外用薬並びに注射薬
　　　　イ　麻薬及び向精神薬取締法（昭和28年法律第14号）第2条第1号に規定する麻薬（（二）に掲げるものを除く。）
　　　　ロ　麻薬及び向精神薬取締法第2条第6号に規定する向精神薬（（二）及び（三）に掲げるものを除く。）
　　　　ハ　新医薬品（医薬品，医療機器等の品質，有効性及び安全性の確保等に関する法律（昭和35年法律第145号）第14条の4第1項第1号に規定する新医薬品をいう。）であって，使用薬剤の薬価（薬価基準）への収載の日の属する月の翌月の初日から起算して1年（厚生労働大臣が指定するものにあっては，厚生労働大臣が指定する期間）を経過していないもの（次に掲げるものを除く。）

エブリスディドライシロップ60mg	ガニレスト皮下注0.25mgシリンジ	コセルゴカプセル10mg（1回の投薬量が28日分以内である場合に限る。）
シアリス錠5mg	セトロタイド注射用0.25mg	
シアリス錠10mg	ウトロゲスタン腟用カプセル200mg	
シアリス錠20mg		コセルゴカプセル25mg（1回の投薬量が28日分以内である場合に限る。）
バイアグラ錠25mg	ルティナス腟錠100mg	
バイアグラ錠50mg	ルテウム腟用坐剤400mg	リバゼブ配合錠LD
バイアグラODフィルム25mg	ワンクリノン腟用ゲル90mg	リバゼブ配合錠HD
バイアグラODフィルム50mg	ボカブリア錠30mg	グラアルファ配合点眼液

 （二） 療担規則第20条第2号ヘ及びト並びに第21条第2号ヘ並びに療担基準第20条第3号ヘ及びト並びに第21条第3号ヘの厚生労働大臣が定める投薬量又は投与量が30日分を限度とされる内服薬及び外用薬並びに注射薬
  イ 内服薬

アルプラゾラム	タペンタドール	モダフィニル
エスタゾラム	トリアゾラム	モルヒネ塩酸塩
エチゾラム	ニメタゼパム	モルヒネ硫酸塩
オキシコドン塩酸塩	ハロキサゾラム	リスデキサンフェタミンメシル酸塩
オキシコドン塩酸塩水和物	ヒドロモルフォン	
オキサゾラム	プラゼパム	ロフラゼプ酸エチル
クアゼパム	フルジアゼパム	ロラゼパム又はロルメタゼパムを含有する内服薬並びにメペンゾラート臭化物・フェノバルビタール配合剤及びプロキシフィリン・エフェドリン配合剤
クロキサゾラム	フルニトラゼパム	
クロチアゼパム	フルラゼパム塩酸塩	
クロルジアゼポキシド	ブロチゾラム	
コデインリン酸塩	ブロマゼパム	
ジヒドロコデインリン酸塩	ペモリン	
ゾピクロン	メダゼパム	
ゾルピデム酒石酸塩	メチルフェニデート塩酸塩	

  ロ 外用薬
   フェンタニル，フェンタニルクエン酸塩又はモルヒネ塩酸塩を含有する外用薬
  ハ 注射薬
   フェンタニルクエン酸塩，ブプレノルフィン塩酸塩又はモルヒネ塩酸塩を含有する注射薬
 （三） 療担規則第20条第2号ヘ及びト並びに第21条第2号ヘ並びに療担基準第20条第3号ヘ及びト並びに第21条第3号ヘの厚生労働大臣が定める投薬量が90日分を限度とされる内服薬
   ジアゼパム，ニトラゼパム，フェノバルビタール，クロナゼパム又はクロバザムを含有する内服薬及びフェニトイン・フェノバルビタール配合剤

療養の給付と直接関係ないサービス等の取扱いについて

（平成17年9月1日　保医発第0901002号）

（最終改正：令和6年3月21日　保医発0321第5号）

（地方厚生（支）局長・都道府県民生主管部（局）・国民健康保険主管課（部）長・都道府県後期高齢者医療主管部（局）・後期高齢者医療主管課（部）長あて厚生労働省保険局医療課長・厚生労働省保険局歯科医療管理官通知）

　保険医療機関等において保険診療を行うに当たり，治療（看護）とは直接関連のない「サービス」又は「物」について，患者側からその費用を徴収することについては，その適切な運用を期するため，「保険（医療）給付と重複する保険外負担の是正について」（平成4年4月8日老健第79号），「療担規則及び薬担規則並びに療担基準に基づき厚生労働大臣が定める掲示事項等」（平成14年厚生労働省告示第99号），「「療担規則及び薬担規則並びに療担基準に基づき厚生労働大臣が定める掲示事項等」及び「選定療養及び特定療養費に係る厚生労働大臣が定める医薬品等」の制定に伴う実施上の留意事項について」（平成14年3月18日保医発第0318001号）及び「保険医療機関等において患者から求めることができる実費について」（平成12年11月10日保険発第186号）において，その取扱いを示してきたところであるが，今般，下記のとおり，その取扱いを明確化することとしたので，その徹底につき，御配慮願いたい。

　あわせて，入院中の患者など既に治療が開始されている患者からの費用徴収については，保険医療機関等に十分な配慮を求めるよう，その徹底につき，御配慮願いたい。

　なお，「保険医療機関等において患者から求めることができる実費について」（平成12年11月10日保険発第186号）は，平成17年8月31日限り廃止する。

記

1　費用徴収する場合の手続について

　　療養の給付と直接関係ないサービス等については，社会保険医療とは別に提供されるものであることから，もとより，その提供及び提供に係る費用の徴収については，関係法令を遵守した上で，保険医療機関等と患者の同意に基づき行われるものであるが，保険医療機関等は，その提供及び提供に係る費用の徴収に当たっては，患者の選択に資するよう次の事項に留意すること。

　(1)　保険医療機関等内の見やすい場所，例えば，受付窓口，待合室等に費用

徴収に係るサービス等の内容及び料金について患者にとって分かりやすく掲示しておくこと。なお，掲示の方法については，「『療担規則及び薬担規則並びに療担基準に基づき厚生労働大臣が定める掲示事項等』及び『保険外併用療養費に係る厚生労働大臣が定める医薬品等』の制定に伴う実施上の留意事項について」（平成18年3月13日保医発第0313003号）第1の2（5）に示す掲示例によること。

(2) （1）の掲示事項については，原則として，ウェブサイトに掲載しなければならないこと。ただし，自ら管理するホームページ等を有しない場合については，この限りではない。なお，ウェブサイトへの掲載について，令和7年5月31日までの間，経過措置を設けている。

(3) 患者からの費用徴収が必要となる場合には，患者に対し，徴収に係るサービスの内容や料金等について明確かつ懇切に説明し，同意を確認の上徴収すること。この同意の確認は，徴収に係るサービスの内容及び料金を明示した文書に患者側の署名を受けることにより行うものであること。ただし，この同意書による確認は，費用徴収の必要が生じるごとに逐次行う必要はなく，入院に係る説明等の際に具体的な内容及び料金を明示した同意書により包括的に確認する方法で差し支えないこと。なお，このような場合でも，以後別途費用徴収する事項が生じたときは，その都度，同意書により確認すること。

また，徴収する費用については，社会的にみて妥当適切なものとすること。

(4) 患者から費用徴収した場合は，他の費用と区別した内容のわかる領収証を発行すること。

(5) なお，「保険（医療）給付と重複する保険外負担の是正について」及び「『療担規則及び薬担規則並びに療担基準に基づき厚生労働大臣が定める掲示事項等』及び『保険外併用療養費に係る厚生労働大臣が定める医薬品等』の制定に伴う実施上の留意事項について」に示したとおり，「お世話料」「施設管理料」「雑費」等の曖昧な名目での費用徴収は認められないので，改めて留意されたいこと。

2 療養の給付と直接関係ないサービス等

療養の給付と直接関係ないサービス等の具体例としては，次に掲げるものが挙げられること。

(1) 日常生活上のサービスに係る費用

ア おむつ代，尿とりパット代，腹帯代，T字帯代

イ 病衣貸与代（手術，検査等を行う場合の病衣貸与を除く。）

ウ　テレビ代

　　エ　理髪代

　　オ　クリーニング代

　　カ　ゲーム機，パソコン（インターネットの利用等）の貸出し

　　キ　MD，CD，DVD各プレイヤー等の貸出し及びそのソフトの貸出し

　　ク　患者図書館の利用料　　等

(2)　公的保険給付とは関係のない文書の発行に係る費用

　　ア　証明書代

　　（例）産業医が主治医に依頼する職場復帰等に関する意見書，生命保険等
　　　　に必要な診断書等の作成代　　等

　　イ　診療録の開示手数料（閲覧，写しの交付等に係る手数料）

　　ウ　外国人患者が自国の保険請求等に必要な診断書等の翻訳料　　等

(3)　診療報酬点数表上実費徴収が可能なものとして明記されている費用

　　ア　在宅医療に係る交通費

　　イ　薬剤の容器代　　等

(4)　医療行為ではあるが治療中の疾病又は負傷に対するものではないものに
　　係る費用

　　ア　インフルエンザ等の予防接種感染症の予防に適応を持つ医薬品の投与

　　イ　美容形成（しみとり等）

　　ウ　禁煙補助剤の処方（ニコチン依存症管理料の算定対象となるニコチン
　　　　依存症（以下「ニコチン依存症」という。）以外の疾病について保険診療
　　　　により治療中の患者に対し，スクリーニングテストを実施し，ニコチン依
　　　　存症と診断されなかった場合であって，禁煙補助剤を処方する場合に限
　　　　る。）

　　エ　治療中の疾病又は負傷に対する医療行為とは別に実施する検診（治療
　　　　の実施上必要と判断し検査等を行う場合を除く。）　　等

(5)　その他

　　ア　保険薬局における患家等への薬剤の持参料及び郵送代

　　イ　保険医療機関における患家等への処方箋及び薬剤の郵送代

　　ウ　日本語を理解できない患者に対する通訳料

　　エ　他院より借りたフィルムの返却時の郵送代

　　オ　院内併設プールで行うマタニティースイミングに係る費用

　　カ　患者都合による検査のキャンセルに伴い使用することのできなくなっ
　　　　た当該検査に使用する薬剤等の費用（現に生じた物品等に係る損害の範
　　　　囲内に限る。なお，検査の予約等に当たり，患者都合によるキャンセル
　　　　の場合には費用徴収がある旨を事前に説明し，同意を得ること。）

キ　院内託児所・託児サービス等の利用料

ク　手術後のがん患者等に対する美容・整容の実施・講習等

ケ　有床義歯等の名入れ（刻印・プレートの挿入等）

コ　画像・動画情報の提供に係る費用（区分番号「B010」診療情報提供料（Ⅱ）を算定するべき場合を除く。）

サ　公的な手続き等の代行に係る費用　等

3　療養の給付と直接関係ないサービス等とはいえないもの

　　療養の給付と直接関係ないサービス等とはいえないものとしては，具体的には次に掲げるものが挙げられること。

(1)　手技料等に包括されている材料やサービスに係る費用

　ア　入院環境等に係るもの

　（例）シーツ代，冷暖房代，電気代（ヘッドホンステレオ等を使用した際の充電に係るもの等），清拭用タオル代，おむつの処理費用，電気アンカ・電気毛布の使用料，在宅療養者の電話診療，医療相談，血液検査など検査結果の印刷費用代　等

　イ　材料に係るもの

　（例）衛生材料代（ガーゼ代，絆創膏代等），おむつ交換や吸引などの処置時に使用する手袋代，手術に通常使用する材料代（縫合糸代等），ウロバッグ代，皮膚過敏症に対するカブレ防止テープの提供，骨折や捻挫などの際に使用するサポーターや三角巾，医療機関が提供する在宅医療で使用する衛生材料等，医師の指示によるスポイト代，散剤のカプセル充填のカプセル代，一包化した場合の分包紙代及びユニパック代　等

　ウ　サービスに係るもの

　（例）手術前の剃毛代，医療法等において設置が義務付けられている相談窓口での相談，車椅子用座布団等の消毒洗浄費用，インターネット等より取得した診療情報の提供，食事時のとろみ剤やフレーバーの費用等

(2)　診療報酬の算定上，回数制限のある検査等を規定回数以上に行った場合の費用（費用を徴収できるものとして，別に厚生労働大臣の定めるものを除く。）

(3)　新薬，新医療機器，先進医療等に係る費用

　ア　医薬品，医療機器等の品質，有効性及び安全性の確保等に関する法律（昭和35年法律第145号）上の承認前の医薬品・医療機器（治験に係るものを除く。）

イ　適応外使用の医薬品（評価療養を除く。）

ウ　保険適用となっていない治療方法（先進医療を除く。）　等

4　その他

　　上記1から3までに掲げる事項のほか，費用徴収する場合の具体的取扱いについては，「保険（医療）給付と重複する保険外負担の是正について」及び「『療担規則及び薬担規則並びに療担基準に基づき厚生労働大臣が定める掲示事項等』及び『保険外併用療養費に係る厚生労働大臣が定める医薬品等』の制定に伴う実施上の留意事項について」を参考にされたい。

　　なお，上記に関連するものとして，入院時や松葉杖等の貸与の際に事前に患者から預託される金銭（いわゆる「預り金」）については，その取扱いが明確になっていなかったところであるが，将来的に発生することが予想される債権を適正に管理する観点から，保険医療機関が患者から「預り金」を求める場合にあっては，当該保険医療機関は，患者側への十分な情報提供，同意の確認や内容，金額，精算方法等の明示などの適正な手続を確保すること。

保険診療に関する参考資料（Web・書籍）

〔Web（2024年3月19日現在）〕

厚生労働省のホームページは，サイト内検索機能が充実しておらず，告示・通知・事務連絡および文章名で検索しても目的の文書等にたどり着くことが難しくなっています。そこで，以下に保険診療で活用出来るWeb上の情報ソースについて具体的にURLを掲載しますのでご活用ください。

【厚生労働省のホームページ内のページ（診療報酬制度関係）】
・医療保険に関するページ【所掌：保険局医療課】
　https://www.mhlw.go.jp/stf/seisakunitsuite/bunya/kenkou_iryou/iryouhoken/index.html
→医療保険に関するページ内からリンクされているページ
　1）診療報酬改定に関する情報（各改定年度の告示・通知も見ることができます）
　　https://www.mhlw.go.jp/stf/seisakunitsuite/bunya/0000106602.html
　2）令和6年度診療報酬改定の情報
　　https://www.mhlw.go.jp/stf/seisakunitsuite/bunya/0000188411_00045.html
　→令和6年度診療報酬改定の基本方針
　　https://www.mhlw.go.jp/content/12404000/001200476.pdf
　3）保険診療における指導・監査に関する情報
　　https://www.mhlw.go.jp/seisakunitsuite/bunya/kenkou_iryou/iryouhoken/shidou_kansa.html

　集団指導で使用されている最新版のスライド資料及び配付資料が掲載されています。また，指導においてよくある指摘事項をまとめた保険診療確認事項リストもこのページに掲載されています。
→集団指導用資料（医科）
　⇒配布資料
　　https://www.mhlw.go.jp/content/001113678.pdf
　⇒スライド資料
　　https://www.mhlw.go.jp/content/001113681.pdf
→保険診療確認事項リスト（令和5年度改定版）
　https://www.mhlw.go.jp/content/001113814.pdf
　4）先進医療の概要について
　　https://www.mhlw.go.jp/stf/seisakunitsuite/bunya/kenkou_iryou/iryouhoken/sensiniryo/index.html
　→患者申出療養制度（医療従事者向けページ）
　　https://www.mhlw.go.jp/moushideryouyou/professional.html
　5）不妊治療に関する取組
　　令和4（2022）年度診療報酬改定で新規に保険適用となった不妊治療について，保険診療に関する内容はもとより，厚生労働省全体の施策についての情報が掲載されているページ。
　　https://www.mhlw.go.jp/stf/seisakunitsuite/bunya/kodomo/kodomo_kosodate/boshi-hoken/funin-01_00004.html

【保険診療に関する地方厚生局のページ】

 ８つある地方厚生（支）局ではそれぞれ保険診療に関する情報をまとめた実用的なページを公開しています。例として関東信越厚生局のページを掲載しますが，局毎に使い勝手が異なりますので，近畿厚生局や九州厚生局などご自分の必要とされる情報にアクセスしやすい局のページをお気に入り登録しておかれることをおすすめします。

・関東信越厚生局の保険診療関連情報の掲載ページ

 https://kouseikyoku.mhlw.go.jp/kantoshinetsu/gyomu/gyomu/hoken_kikan/index.html

【厚生労働省のホームページ内のページ（自費診療も含めた医療全体について）】

 医療法や医師法など，日本国内で医療を行う際のルールは医政局の所掌が大部分を占めます。保険診療のルールの方が自費診療に比べて厳しくはありますが，医療法や医師法で規定されているルールは保険医療機関および保険医には既知のものとして医科点数表などに規定はされませんのでご注意ください。診療報酬制度の算定項目の規定に関連がある内容について記載のあるページをピックアップしましたので，ご活用ください。

・医療に関するページ（医政局の所掌）
 1）医療安全対策に関するページ【所掌：医政局地域医療計画課医療安全推進・医務指導室】

  https://www.mhlw.go.jp/stf/seisakunitsuite/bunya/kenkou_iryou/iryou/i-anzen/index.html
  ⇒医療事故調査制度に関するページ
   https://www.mhlw.go.jp/stf/seisakunitsuite/bunya/0000061201.html
 2）「適切な意思決定支援に関する指針」，ACP（Advance Care Planning）に関するページ【所管：医政局地域医療計画課】

  施設基準の告示で「適切な意思決定支援に関する指針を定めていること」と記載される厚生労働省「人生の最終段階における医療・ケアの決定プロセスに関するガイドライン」が掲載されているページ。
  『「人生会議」してみませんか』
  https://www.mhlw.go.jp/stf/newpage_02783.html
 3）医療分野の情報化の推進について【所掌：医政局特定医薬品開発支援・医療情報担当参事官室】

  https://www.mhlw.go.jp/stf/seisakunitsuite/bunya/kenkou_iryou/iryou/johoka/index.html
  ⇒医療情報システムの安全管理に関するガイドライン 第6.0版（令和５年５月）
   https://www.mhlw.go.jp/stf/shingi/0000516275_00006.html
 4）個人情報保護に関するページ
 →厚生労働分野における個人情報の適切な取扱いのためのガイドライン等
  https://www.mhlw.go.jp/stf/seisakunitsuite/bunya/0000027272.html
 5）オンライン診療に関するホームページ【所掌：医政局医事課】
 →オンライン診療を始められる際にはまず確認していただきたいサイト。オンライン診療の適切な実施に関する指針を中心に，「オンライン診療を行う医師向けの研修・緊急避妊薬の処方に関する研修」の申し込みURLなどにもアク

セスできます。

https://www.mhlw.go.jp/stf/seisakunitsuite/bunya/kenkou_iryou/iryou/rinsyo/index_00010.html

6）輸血に関する指針等（「血液事業の情報ページ」）【所掌：医薬・生活衛生局血液対策課】

https://www.mhlw.go.jp/stf/seisakunitsuite/bunya/kenkou_iryou/iyakuhin/kenketsugo/index.html

→「血液製剤の使用指針」（平成31年3月25日 一部改正）
  https://www.mhlw.go.jp/content/11127000/000493546.pdf

→「輸血療法の実施に関する指針」（令和2年3月31日 一部改正）
  https://www.mhlw.go.jp/content/11127000/000619338.pdf

【告示・通知の検索】

→厚生労働省法令等データベースサービス

https://www.mhlw.go.jp/hourei/

⇒法律，政令，省令，告示の検索は法令検索を使用

⇒通知の検索は通知検索を使用

更新が月1回なので，即時性では厚生労働省や地方厚生局のページでの確認がおすすめです。また，過去の通知のすべての登録が確約されているわけではないのでご留意ください。

【独立行政法人　医薬品医療機器総合機構（PMDA）のホームページ】

https://www.pmda.go.jp/

→医療用医薬品の添付文書等情報
  https://www.pmda.go.jp/PmdaSearch/iyakuSearch/

→医薬品医療機器情報配信サービス（PMDAメディナビ）
  https://www.pmda.go.jp/safety/info-services/medi-navi/0007.html

医薬品・医療機器等の安全性に関する特に重要な情報が発出された際に，タイムリーにその情報を配信するメールサービスです。本サービスにご登録いただくことにより，重要な安全性情報を直ちに入手でき，保健衛生上の危害発生の予防や防止に役立つものと期待されます。登録・利用は無料です。

〔書籍〕

保険診療全般（社会保険研究所）

・新明細書の記載要領（医科・歯科・調剤/DPC）令和6年6月版（2024年5月下旬発刊予定）
・DPCの基礎知識 令和6年6月版（2024年6月末発刊予定）

診療報酬関連（社会保険研究所）

・医科点数表の解釈 令和6年6月版（2024年6月末発刊予定）
・DPC電子点数表　診断群分類点数表のてびき 令和6年6月版（2024年6月末発刊予定）
・看護関連施設基準・食事療養等の実際 令和6年10月版（2024年10月発刊予定）

医療用医薬品関連（じほう）

・薬業研究会　編：保険薬事典Plus+ 令和6年4月版，2024

索 引

医師のための保険診療入門 2024

定価　本体3,000円（税別）

1993年 6 月10日	発　行	2006年 9 月15日	2006年版発行
1994年 7 月10日	94年版発行	2007年 8 月20日	2007年版発行
1995年 3 月10日	94年10月改訂版発行	2008年 8 月20日	2008年版発行
1996年 7 月10日	96年版発行	2010年 9 月10日	2010年版発行
1997年 8 月15日	97年版発行	2012年 9 月20日	2012年版発行
1998年 7 月20日	98年版発行	2014年 4 月15日	2014年版発行
1999年 8 月10日	99年版発行	2016年 4 月15日	2016年版発行
2000年 8 月 5 日	2000年版発行	2018年 4 月13日	2018年版発行
2001年 6 月20日	2001年版発行	2020年 4 月15日	2020年版発行
2002年 7 月25日	2002年版発行	2022年 4 月25日	2022年版発行
2003年 7 月25日	2003年版発行	2024年 4 月15日	2024年版発行
2004年 9 月15日	2004年版発行	2024年10月 5 日	2024年版第 2 刷発行

編　集　　社会保険診療研究会

発行人　　武田 信

発行所　　株式会社 じ ほ う

　　　　　101-8421　東京都千代田区神田猿楽町1-5-15（猿楽町SSビル）
　　　　　振替　00190-0-900481
　　　　　＜大阪支局＞
　　　　　541-0044　大阪市中央区伏見町2-1-1（三井住友銀行高麗橋ビル）
　　　　　お問い合わせ　https://www.jiho.co.jp/contact/

©2024　　　　　　　組版　スタジオ・コア　　印刷　シナノ印刷(株)
Printed in Japan